带你了解药品中遗传毒性杂质的那些事

张庆生　主编

中国食品药品检定研究院　组织编写

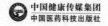

中国健康传媒集团

中国医药科技出版社

图书在版编目（CIP）数据

带你了解药品中遗传毒性杂质的那些事 / 中国食品药品检定研究院组织编写；张庆生主编 .
— 北京：中国医药科技出版社，2022.11

ISBN 978-7-5214-3492-7

Ⅰ . ①带… Ⅱ . ①中… ②张… Ⅲ . ①药物毒性－遗传性－基本知识 Ⅳ . ① R961

中国版本图书馆 CIP 数据核字（2022）第 204140 号

美术编辑　陈君杞

出版　**中国健康传媒集团** | 中国医药科技出版社

地址　北京市海淀区文慧园北路甲 22 号

邮编　100082

电话　发行：010-62227427　邮购：010-62236938

网址　www.cmstp.com

规格　710×1000mm $^1/_{16}$

印张　12 $^1/_2$

字数　79 千字

版次　2022 年 11 月第 1 版

印次　2022 年 11 月第 1 次印刷

印刷　北京盛通印刷股份有限公司

经销　全国各地新华书店

书号　ISBN 978-7-5214-3492-7

定价　**68.00** 元

获取新书信息、投稿、为图书纠错，请扫码联系我们。

本书编委会

主编　　张庆生　中国食品药品检定研究院

副主编（以姓氏笔画为序）
　　　　刘　博　范慧红　洪利娅　曹　玲

编委（以姓氏笔画为序）
　　　　王　岩　中国食品药品检定研究院
　　　　王福鑫　辽宁省检验检测认证中心
　　　　　　　　（辽宁省药品检验检测院）
　　　　尹　婕　中国食品药品检定研究院
　　　　田　冶　中国食品药品检定研究院
　　　　刘　博　中国食品药品检定研究院
　　　　李彩霞　浙江省食品药品检验研究院
　　　　陈　华　中国食品药品检定研究院
　　　　范慧红　中国食品药品检定研究院
　　　　郑金琪　浙江省食品药品检验研究院
　　　　洪利娅　浙江省食品药品检验研究院
　　　　徐万魁　辽宁省检验检测认证中心
　　　　　　　　（辽宁省药品检验检测院）
　　　　陶巧凤　浙江省食品药品检验研究院
　　　　黄　青　江苏省食品药品监督检验研究院
　　　　曹　玲　江苏省食品药品监督检验研究院
　　　　隋晓璠　辽宁省检验检测认证中心
　　　　　　　　（辽宁省药品检验检测院）
　　　　蒙　宏　浙江省食品药品检验研究院

前言

  药品中的遗传毒性杂质是指药品在生产、储存过程中产生的具有 DNA 反应活性，可直接造成 DNA 损伤，甚至碱基突变，可能引发畸形、癌症等遗传性疾病的杂质。近年来，遗传毒性杂质已成为全球药品监管领域都十分关注的焦点问题。

  为了进一步帮助公众正确认识和了解药品中的遗传毒性杂质，我们在开展其风险评估与控制策略研究工作的同时，组织相关技术人员编撰本书。本书通过插图和漫画为主的表达方式，结合通俗易懂、诙谐幽默的科普语言，深入浅出地介绍了"遗传""遗传毒性杂质""药品中的遗传毒性杂质"等一系列晦涩难懂的药品监管科学新名词。希望通过本书，能让大家对药品监管与药品安全有更多的了解，在日常生活中合理用药。同时本书也是我们开展药品监管领域风险交流的新模式，一种更好的服务于人民群众用药安全的创新与尝试。

本书的编撰得到了中国毒理学会管理毒理与风险评估专业委员会的鼎力支持，在此谨致谢忱！

　　由于编写时间仓促，书中难免会有不足或欠妥之处，希望广大读者批评指正，以便及时修改与完善！

编者

2022 年 9 月

我的电脑

目录

START 目录

目录

我的电脑

目录

START 目录

名称	页码

想要了解遗传毒性，

我们首先就要知道什么是"遗传"。

中国有句老话

"龙生龙，凤生凤，老鼠的娃娃会打洞"。

殊不知，话粗理不粗，

这句简简单单的话

竟然蕴含着"大学问"，

揭示了"遗传"的小秘密，

也就是"遗传"的基本现象——子辈与母辈之间的相似性。

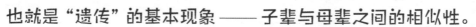

人类对于遗传的认识并不是一蹴而就的，

而是贯穿于人类的发展进化过程中的。

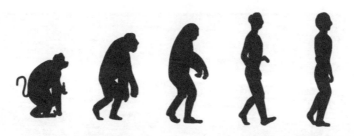

2

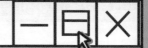
人类对遗传的认识进程　遗传本质是什么　遗传的不利影响是什么

遗传的概念可以追溯到很久以前，人类在意识启蒙时期就思考过遗传的问题。

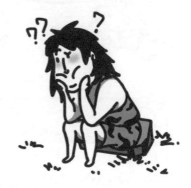

旧石器时代

原始人类在很长一段时间都以狩猎和采集为主。在狩猎、采集、发明和使用工具的过程中，人类也在逐渐的进化。

在进化过程中，人类的大脑逐渐发育，越来越复杂，变得能够认识自然规律。

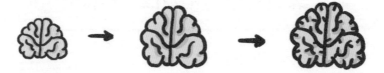

更为发达的大脑让人类拥有了更好的记忆能力、学习能力以及思考能力。

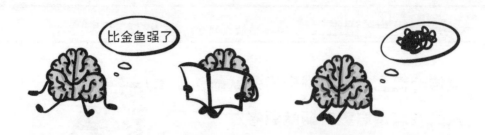

这种逐渐强大的大脑功能就会保存到了人类的遗传信息中，并通过遗传方式世代传递。人类如此，我们赖以生存的动植物同样如此。

新石器时代"遗传"的应用——
养殖技术与作物培育技术

大约在一万年前，
人类迈入了新石器时代，并且
产生了养殖、培育作物的想法。

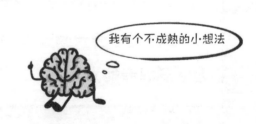

4

新石器时代的古人类发现把可以食用植物的种子种在土里，浇上足够多的水就会再次长出同样可供食用的果实和蔬菜。

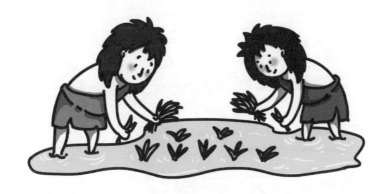

有了这样可靠的食物来源，人们就不需要长途迁徙，寻找并狩猎食物了。

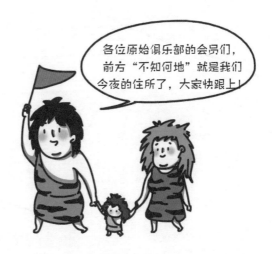

各位原始俱乐部的会员们，前方"不知何地"就是我们今夜的住所了，大家快跟上！

自此，古人由游牧逐渐走向了定居的生存方式。

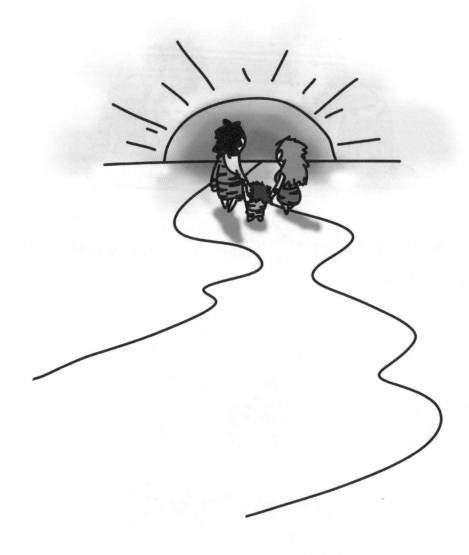

起初，古人对农作物的选育还是盲目和随机的。他们四处寻找采集可以食用的植物，随手种下，期待其生根发芽产生果实，这就跟开盲盒一样。

随着对于作物的深入了解，新石器时代古人发现有些作物是非常容易收获的，比如小麦、大麦、水稻等作物，对这些作物进行驯化，人类就能够获得稳定的、丰富的食物。

这就是早期的作物选育过程。

后来，现在常见的狗、山羊、牛、绵羊等野生动物被人类种植的食物吸引，拣食人类吃剩下和遗漏掉的部分食物。

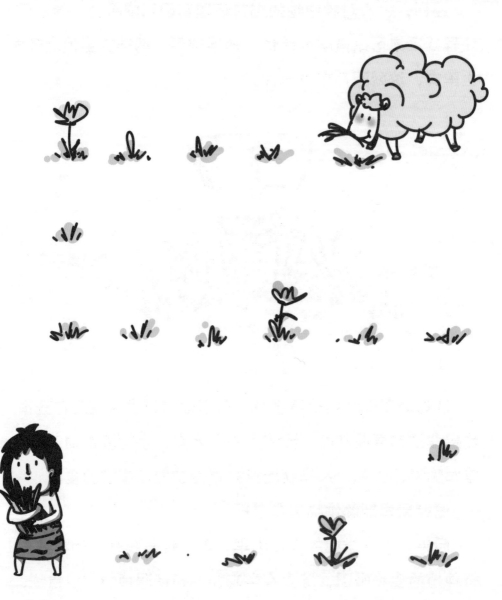

其中，一些动物被抓住并圈养起来。

并且随着对于动物习性的深入了解，逐渐发现有些动物
适合食用、有些适合提供毛皮储备、
有些动物则适合成为劳动力，
人类逐渐进入农耕时代。

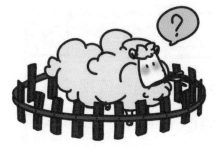

这一时期，古人对于动物植物繁衍中的"龙生龙，凤生凤"的现象早已心知肚明，收成好的植物的种子，种在土里，下一年也会获得好的收成；毛质好的绵羊，后代牲畜的毛也不会太差；能跑的马诞下的后代，大概率会是个跑步健将。

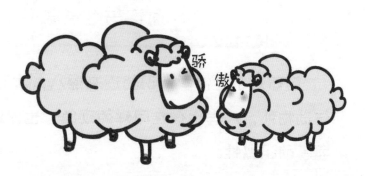

　　农业带来的影响十分深远和巨大，认知的突破为人类进化带来了一场变革。由于食物的来源稳定，人口激增，人类大面积开垦土地，社群的需求日渐多样化，成员分工和技能就越发专精。

　　随着原始社会的人类对于植物和动物遗传规律的理解逐渐深入，大大促进了人类的发展，使现代文明的演进进程大大加速。

封建社会的"遗传"应用——血缘与继承制度

　　随着对于遗传学认识的逐渐深入，人们发现，除了植物与动物外，人类也存在同样的现象，也就是孩子和父母之间显著的相似性。

10

进入封建社会以后，人们意识到有共同祖先的人会彼此相似，也因而非常重视血缘关系。

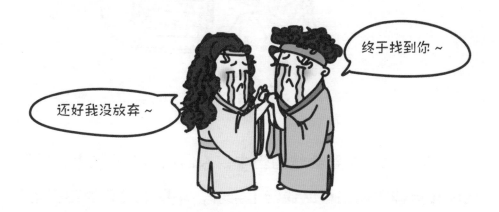

按照血缘关系把人按亲缘、家族进行分组，使社会出现了不同的阶层和更加稳定的社会组织结构。

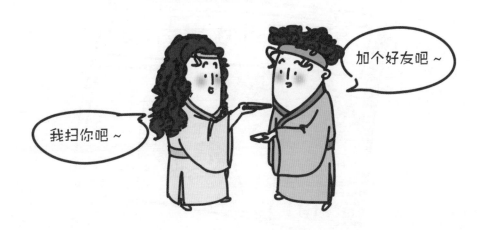

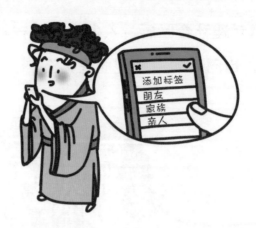

在这样的一个社会结构当中，人们认为个人能力、道德品质和身体素质是可以遗传下来的，于是统治者的孩子可以继承父亲的王位，其他阶级的家族也能一直保持其社会地位，这些现象在遗传概念的背景下变得顺理成章。

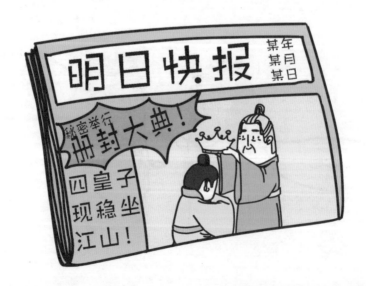

这种思想直至今天仍然影响着一些国家的社会结构，比如在印度，种姓制度就是以这种遗传和继承为基础的社会体系。

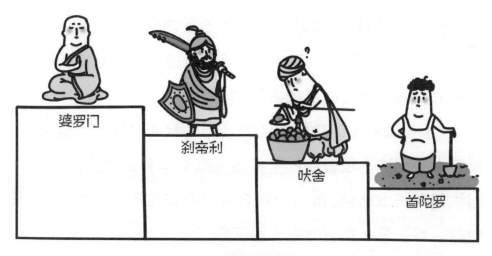

印度种姓制度

　　时代演进到封建社会，人们虽然尚未理解遗传的本质，但是却发现动物的遗传规律在人类中同样有效。并且统治阶层又充分利用遗传规律，促进社会的稳定。

工业革命时期——
开启对于"遗传"本质的认知

时间的车轮继续演进，来到了工业革命时期。

此时的人们已经不再满足于简单的应用自然规律，而是尝试去明确和认清自然规律的实质。

人们首先想要明确的遗传本质问题就是"我们人类究竟是怎么来到这个世界的？"或者说换个问题是"既然我们的祖先是灵长类动物，那么为什么我们会和其他灵长类动物（黑猩猩、猴子等）有着非常大的区别？"

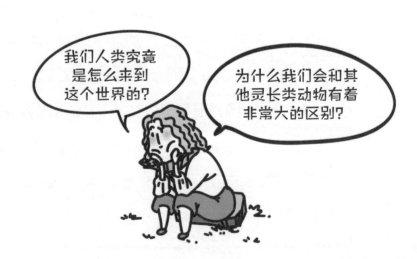

14

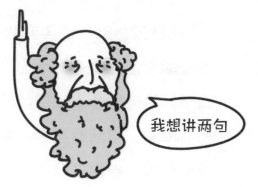

于是，
我们所熟悉的达尔文老先生
就闪亮登场了。

我想讲两句

他率先提出了
"自然选择，生存斗争"的进化学说。
现在的人类之所以区别于类人猿等灵长类动物，主要
还是因为我们的前辈们一些优良属性，会通过遗传的方式
传递到下一代，这样一代一代优良属性的积累，就有了我
们现在的模样。

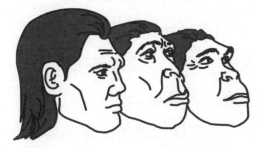

达尔文提出进化论
以后，人们也只是知道
了这个表象，对于究竟
为什么父母的特征会传递给子女这个问题仍然不是十分清
楚。

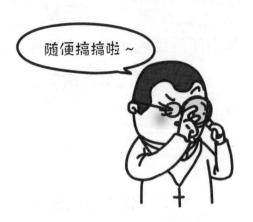

随便搞搞啦~

这时候，又一位伟大的遗传学家孟德尔老先生出场了。这位职业为牧师的业余科学家，根据豌豆杂交实验的结果，提出了这种父辈特征的传递是由于母方卵细胞与父方精子中存在的"某种粒子"产生的，这种粒子实际上就是我们后来所熟悉的遗传基因。

那么这个小小的遗传基因（DNA 分子的直径是 2×10^{-7} cm），又是如何能够影响人体这样庞然大物基本特征的呢？

在孟德尔遗传思想诞生后，科学家们就开始在遗传因子及遗传学本质的研究中取得了大量的突破性成果。

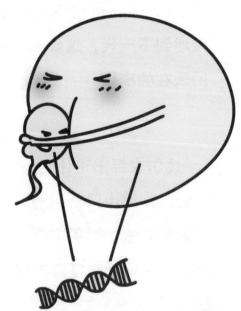

16

其中最为主要的一个成果就是中心法则的提出。

那么究竟什么才是中心法则呢？

大家应该知道细胞是人体最基本的构成单位，在人体生命过程中发挥着重要的作用，是人体这座大厦的一砖一瓦。

如果把人体细胞比喻成一个商业中心，这个商业中心每一处建筑都有着不同的功能，比如有娱乐区、住宅区、风景区、商业步行街等等。

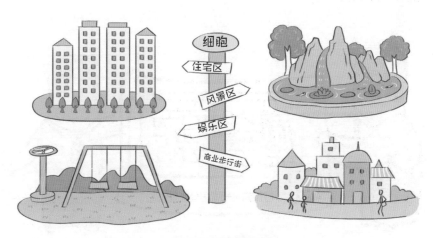

细胞 — 商业建筑

　　每一个区域虽然功能不同，但是基本构造是差不多的，就如同商业中心与高楼大厦都是钢筋、水泥等材料搭建起来的，而构成细胞的主要功能性物质就是蛋白质。

　　那么人体细胞这么复杂的"商业建筑中心"是怎么从无到有的构建出来的呢？

　　首先，我们需要一个设计师，他手里面拿着建筑设计的总图纸，就像下面这个样子。这份图纸就是遗传基因（也就是我们熟悉的 DNA），这份施工的图纸决定了整个细胞的所有呈现形式。

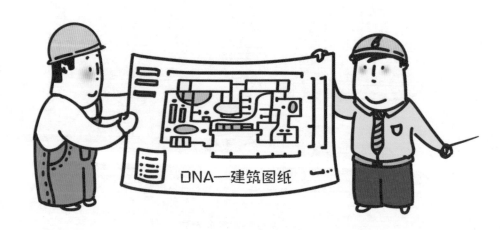

DNA—建筑图纸

DNA 这份施工图纸内容是很丰富的，里面既有怎样建筑的核心部分，也有其他各类技术参数等，对于非专业的施工人员来说简直就是"天书"，
施工人员读不懂图纸
就没法施工，
怎么办呢？

已终止访问

那么解决的办法就是把图纸中的精髓提炼出来，把图纸翻译成施工人员具体需要做哪些内容的工作计划表，分别下发，这样施工人员就能够进行施工了。

这份提炼出来的工作计划表，就是 RNA。

好了，图纸有了，工作计划表有了，就可以开工，搭建细胞了。

在建筑工人（核糖体）辛勤的劳动下，按照工作计划表（RNA）的指导进行搭建，就形成了构成细胞的主要物质——蛋白质。

一座座功能完备的"细胞"商业中心就按照这个过程建成了。

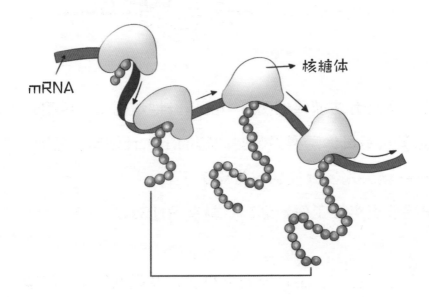

mRNA

核糖体

20

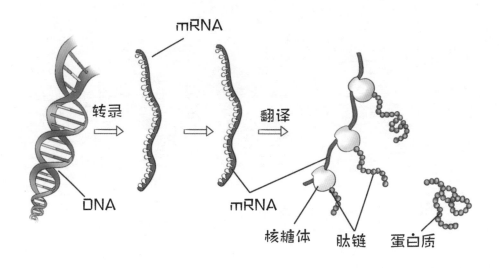

上述过程就是中心法则：复制 —— 转录 —— 翻译的过程。

按照中心法则，人类和动植物在进化过程中保存下来优良的遗传基因，被转化为我们看得到、摸得着的现象：比如，跑得更快的骏马、毛质更好的绵羊、容量更大的人类大脑等。

当然除了这些有利的遗传外，还有一些不·利的遗传也在影响和改变着人类。

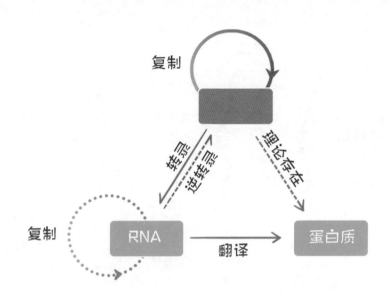

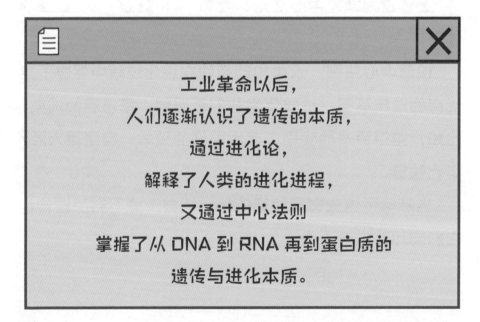

工业革命以后，

人们逐渐认识了遗传的本质，

通过进化论，

解释了人类的进化进程，

又通过中心法则

掌握了从 DNA 到 RNA 再到蛋白质的

遗传与进化本质。

在中心法则的基本理论的指导下，
人体的细胞就能够发生细胞分裂。
那么什么是细胞分裂呢？

不知道大家小的时候，是不是都听过这样一个故事。

相传，古代印度有一个聪明的宰相，
专门为他喜好玩乐的国王发明玩具。
在某年某月的某一天，发明了开发智力、
老少皆宜的 64 格棋（国际象棋）。

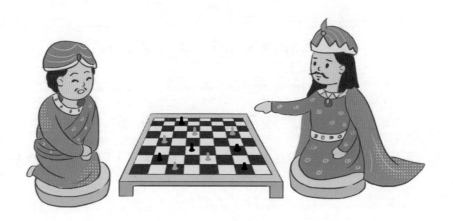

国王欣喜，

要奖励宰相，

宰相提出要摆满棋盘上所有格的麦粒，

附加一个貌似简单的条件为：

"棋盘的第一个小格内只放 1 粒麦子；

后面的每个格子都是前面的两倍就可以啦！"

国王慷慨地答应了宰相的要求，

一粒、两粒、四粒、八粒、十六粒……轻松惬意，

可是麦粒数一格接一格增长得越来越迅速，

国王很快就发现，

即使拿出全国的小麦，

也无法兑现他对宰相许下的诺言！

他还不知道要放满棋盘

是需要 18,446,744,073,709,551,615 个麦粒的呀！

这种增长方式被形象的称为指数爆炸。

它的特点是一开始增长缓慢，后面却是爆炸性增长，这种典型的指数增长方式就是细胞分裂增殖方式。

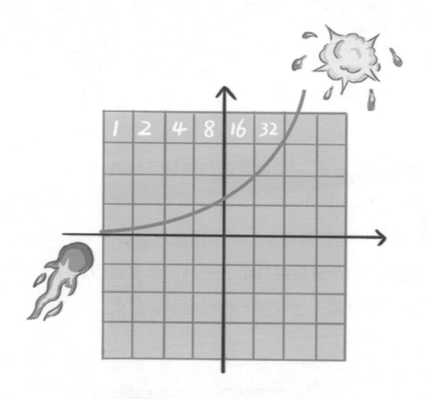

这是怎么从一个受精卵变身成
能独立思考、灵活运动的人的呢?

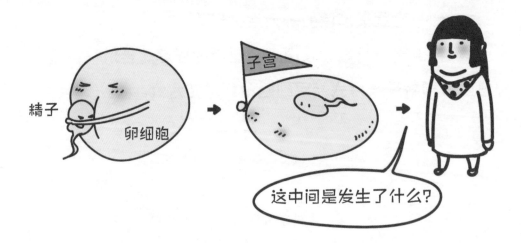

精子

卵细胞

这中间是发生了什么？

　　这就要靠呈 2^n 速度的细胞的增殖（cell proliferation）和分化。

　　增殖使细胞数量增多，一个细胞分裂成两个，两个分裂成四个，四个分裂成八个……就像故事里的麦粒一样以此方式成倍分裂，也就是一种细胞数量扩大。

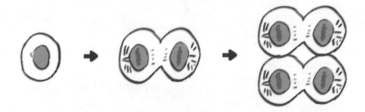

26

分化使细胞种类和功能变多，在增殖的同时，细胞自我调控发育成不同功能的细胞，也就有了血细胞、肝细胞、肾细胞等多种多样的细胞，组成了组织器官。

　　无数次的增殖和复杂的分化才使人类从一个受精卵发育成人。

　　那我们长大成人后，细胞就停止分裂增殖了吗？

　　答案是：No！

　　细胞增殖陪伴我们一生！

　　细胞的命运就两种：一是细胞分裂；二是细胞死亡。

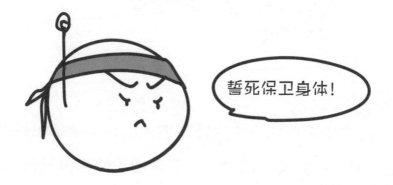

誓死保卫身体！

　　每天，我们的身体都会有大量的细胞衰老死亡，我们看得见的皮屑、被剪去的指甲是死亡的细胞；我们看不见的血细胞、黏膜上皮细胞等每天也都在不断死亡。

　　别害怕，同时也有细胞分裂增殖来维持细胞数量的平衡和机体的正常功能。

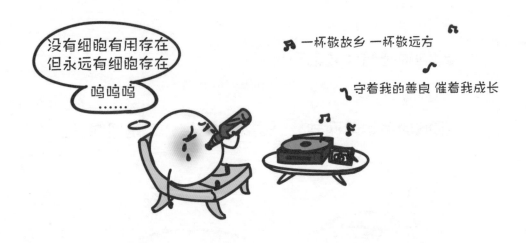

　　另外，细胞增殖还能使体内外创伤的愈合（瘢痕组织）、组织再生（如肝脏的再生能力）、病理组织的修复等！

28

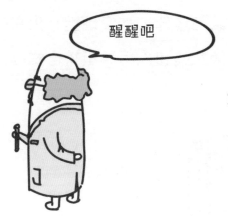

醒醒吧

有人也许会说，
如果按照这个规律发展下去，
长生不老就不是梦了。
科学家们会马上回答你：
长生不老仍然是白日做梦！

正常情况下，细胞分裂都是在严格的程序，在中心法则的指导下稳定进行的，但是人世间万事万物都可能犯错，细胞分裂分化更是如此。

而对于人体来说，细胞分裂就像是辛苦的程序员编写的程序一样，任何一个编码的错误，程序都会无法运行。

我想不通

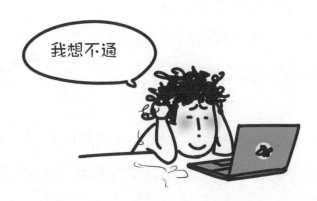

细胞分裂过程中很多个检验点，是细胞内在自我监控机制，负责核对是否具备细胞分裂的条件。就像地铁、火车站和机场的安检，随时检查经过的车辆和人员，不符合安检条件的不予通行一样。

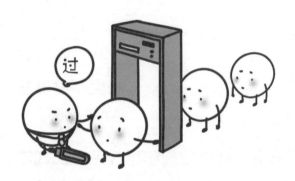

任何一个关键步骤的错误都会产生严重的后果。细胞分裂还要遵守生物体整体调控机制的调节，免疫系统会清除不守"法"分裂产生的细胞，但是这些仍然不够。

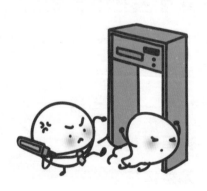

因为"安检仪"也会有失灵的情况，机体的"安检"功能出现异常时，会使异常分裂的细胞继续分裂。

当"幸存"的异常分裂的细胞经多次分裂后，也会呈现爆炸式增长，机体就出现了"病症"，常见疾病中最严重的就是如大家避之若浼的"癌变"，这些疾病也是妨碍我们长寿的阻力之一。

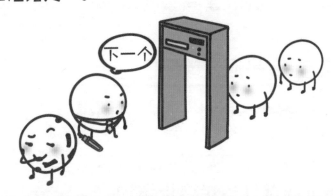

研究表明，自然条件下，细胞分裂在基因、酶和蛋白质等一系列内在因素的精确调控下有序进行。然而，当一些外在因素，如 X 射线、药物、病毒甚至是低温环境等，可能会导致基因突变或遗传相关酶活性的改变，影响细胞的分裂过程，产生对人体不利的变化。这些影响细胞分裂的外源性物质，就是遗传毒性物质。

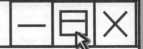
　　通过上一章的介绍，我们已经对遗传有了一定的认识，正常情况下，每一个基因都是各就各位、各司其职的。可是，一旦基因受到了刺激，就会打破这种秩序，最终导致基因突变。所以遗传毒性，在有些参考资料里也被叫作基因毒性。

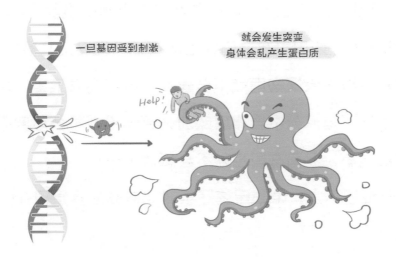

一旦基因受到刺激

就会发生突变
身体会乱产生蛋白质

Help!

　　那么，基因一旦发生突变会带来什么后果？

　　到底有哪些物质会让基因受到刺激？

　　它们又是如何对我们的基因产生作用的？

　　这一章将带领大家一起去探寻答案。

"钉子缺，蹄铁卸；蹄铁卸，战马蹶；战马蹶，骑士绝；骑士绝，战事折；战事折，国家灭。"这首英国民谣起源于历史上一场决定由谁来统治英国的战斗。

因为一颗钉子，失去一个国家，听起来荒谬，但是因为一个小小的细节，而引起不可挽回的后果，这真不是一个玩笑而已。

回顾历史，我们会发现许许多多因小事而引发的大事件。

设想一下，如果没有鸿门宴上的项伯"无私而忘我"地保护刘邦，那么大汉帝国就不会建立，就不会有卫青、霍去病的出现，匈奴就不会移居欧洲，哥特人就不会与罗马帝国爆发战争，罗马帝国也就不会解体……

照此发展下去，中华民族乃至欧洲各族还会是现在的状况吗？

我们都知道这就叫作"蝴蝶效应"。

人体内的基因突变蕴含着与"蝴蝶效应"同样的原理。

人类基因组（human genome）共有 23 对染色体，其中 22 对为常染色体，还有一对性染色体 即 X 染色体或 Y 染色体，含有约 32 亿个 DNA 的碱基对，组成约 20000 到 25000 个基因组。

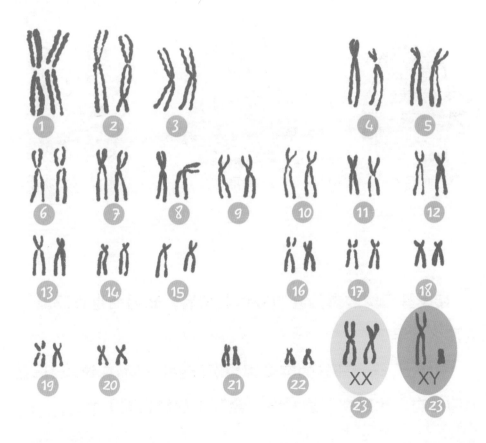

　　研究人员推算，每代人每 3000 万个核苷酸中会产生 1 个突变，即每个人身上都会有约 200 个新产生的基因突变。

　　提到基因突变，或许现在的你脑海里已经出现变异人、异形或是更诡异的史前某类动物……

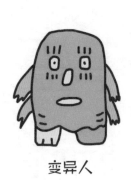

变异人

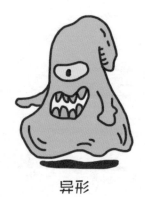

异形

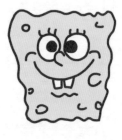

史前某类动物

　　如果基因突变真的会造成这些情景，我们的世界早就不会那么太平了！

　　事实上，绝大部分的突变都是沉默的！然而在这种"沉默"的背后有时也是有可能产生"金"（症状表现）的。

START　□ 什么是遗传毒物

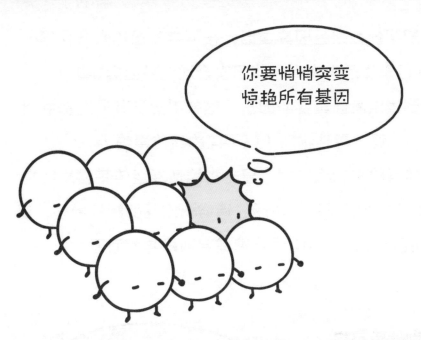

在由 32 亿个基因组组成的浩瀚人类基因组海洋中，哪怕是一个小·小·的突变，也有可能对生命安全造成巨大的危害。

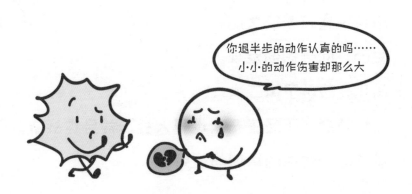

　　了解了什么是基因突变后，接下来就想给大家介绍一下，在日常生活中究竟哪些因素会诱发基因突变呢？

　　说到诱发基因突变的因素，这就引出了我们这部书的主题——遗传毒性物质（以下简称遗传毒物）。

　　遗传毒物又称诱变剂，是一类能诱发遗传基因产生突变或使遗传基因受损的物质。通俗一点儿的解释就是，遗传毒物是在蝴蝶效应中诱使蝴蝶扇动翅膀的原因。

　　说到遗传毒物，我们就要从遗传毒物的历史说起。

　　遗传毒物的发现应该说是有着悠久历史的，回顾它的发现历程，经历了第二次

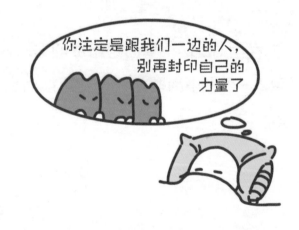

科技革命，历经了两次世界大战，并且在战争期间人们也没有间断对它的认识与理解。

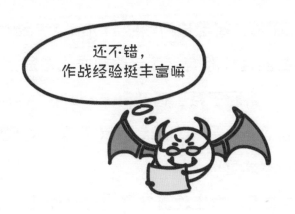

早在 19 世纪中期，达尔文进化论就已经让人们相信生命体的遗传不是一成不变的。

在一些特殊情况下，生物的性状会忽然展示出某些新的特征。

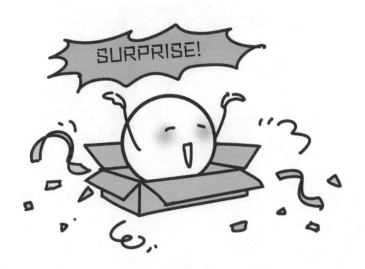

　　1886 年，荷兰植物学家 Hugo Vries 首次注意到野生月见草的这种改变，并将这种变化描述为 mutation，mutation 来源于拉丁语"mutare"（许多的专属名词都来源于拉丁语）是 to change(改变) 的意思，后来人们把它翻译成突变。

　　突变使得特定生物具备了潜在多样性，以便更好地适应自然环境。

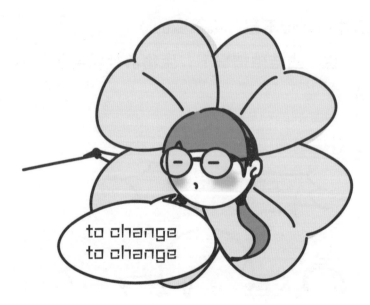

　　随着染色体和基因的发现，人们一直试图从遗传物质改变的角度来解释突变。

最早被发现的能够改变遗传基因的物质就是 X 射线，没错，就是与我们在医院里拍摄的 X 线片使用相同原理的 X 射线。

在 X 射线被发现 9 年后，也就是 1904 年，还是 Hugo Vries 发现的，X 射线，这种当时看来仍然是新兴的物质，是可以改变生殖细胞的遗传物质的，由此打开了人们对于遗传毒物研究的大门。

20 多年后，1927 年又一个重要人物出现了，他就是美国科学家 Muller（请记住这个名字，后面还会出现），他发现利用 X 射线可以引起果蝇的基因突变。

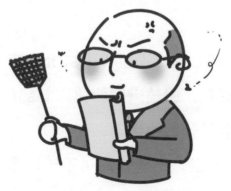

这一发现最为重要的意义就是为研究遗传毒性提供了一种重要的工具——果蝇。

随后的数年，氨基甲酸酯、环氧乙烷、乙烯亚胺、重氮甲烷等等一系列的有机化合物被证实具有诱变性，使得有机化合物的诱变性成为一个明确的研究领域。但是在当时人们仅仅知道这些化合物的诱变性，还不知道诱变性与致癌作用之间的相关性，直到1934年，这位美国遗传学家 Muller 又发现了突变的人体细胞是可以导致癌症的，比如白血病。

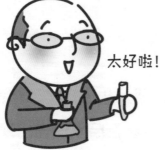

太好啦！

由此，人们对于诱变性物质引起了更高的重视。

随着第二次世界大战的结束，各国科技投入开始爆发式增长，琳琅满目的化工制品广泛应用于千家万户，极大丰富了我们的生活。

但是，随着人们对于遗传毒性物质认识的不断深入，科学家们对于化学物质遗传毒性的担忧也在不断加强。

　　二十世纪五六十年代，德国的科学家 Alfred、美国的诺贝尔生理学或医学奖获得者 Joshua 以及发现芥子气诱变性的科学家奥尔巴赫 Auerbach 先后提出了许多具有潜在诱变性的化学物质被应用于医药、食品和化妆品工业中，并呼吁人们应该检测这些化学物质对于人类生殖细胞的危害。

　　随后，年近古稀之年的美国遗传学家 Muller（还是那位当时已经成为缪勒爷爷的 Muller）做客 FDA，发表了一场影响遗传学历史的演讲。

> 现代人接触了许多化学物质都是前人所未遇到的，他们的遗传毒性也是我们所不知道的

FDA

　　这位将自己的一生奉献给遗传毒性物质研究的科学家，并没有回顾自己辉煌的研究历史，而是在这个重要的食品药品管理部门，表达了自己对于人类未来的担忧和关注。

　　他指出，现代人接触了许多化学物质如食品添加剂、药物、尼古丁、杀虫剂以及工业化带来的空气和水污染物等都是前人所未遇到的，他们的遗传毒性也是我们所不知道的。

　　受到缪勒老先生的影响，化学物质的遗传毒性研究开始井喷式爆发，许多发达国家及国际性组织与机构，如 WHO（世界卫生组织）、NIH（美国国立卫生研究院）、FDA（美国食品药品管理局）等都对化学物质与遗传疾病和致癌性的相关性研究给予了大力的支持，为生产更为安全的化学产品奠定了基础。

44

　　介绍了这么多化学致癌物，究竟他们是如何致癌的呢？想要了解这个问题，就赶紧跟我们一起来一场说走就走的旅行——遗传毒物的奇幻之旅。

　　大家好，猜猜我是谁？

　　我就是"人见人畏，花见花凋"的超级致癌物，也就是上一章提到的遗传毒性物质，简称遗传毒物。

　　看看我的骨架，惊不惊吓，刺不刺激？

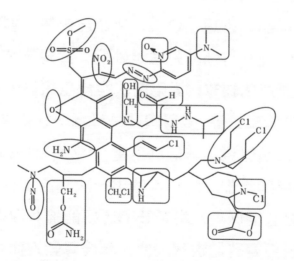

　　对了！我可不是一个人在孤军奋战，看到我的骨架了么，随便一根儿骨头，贴上一点儿肉肉，就能变身一个魔力无边的遗传毒物。

　　侃了这么久，是不是对我还是很陌生，吹牛了吧我？

　　那就让你来见识一下我们家族中最瘦弱的"小·醛子——甲醛"吧。

　　小·醛子我没有三头六臂，只有一个碳原子蜗居在我的 C 位、头顶一个氧原子，两手各抓一个氢原子。我是一个自由的醛分子，一个会飞的醛分子。

　　至于我来自何方？

　　那可太多了，家具、纺织品、日用品、香烟、燃气、化妆品等等，都可能有我小·醛子的身影。而我其他的兄弟姐妹们，或是伪装在水里，如亚硝胺类、叠氮化物等；或是潜伏在食品药品中，如苯并芘、亚硝胺类、磺酸酯类等；或是跟我一样飘浮在空气中，如甲苯、卤代烷烃等。可以说，我们几乎是"幽灵"一般存在于日常生活中，随时随地都可能跟人体来一次亲密接触。

　　那为什么长期以来人类跟我们还是能够共同存在？

　　是不是说只要我们进入人体，就会导致人体产生一些不好的毒理学症状？或者是人类有"金刚不坏"之躯，还是自带神秘解毒之术？

　　那就让我带领大家一起穿越到人体内部，来一探究竟吧！

46

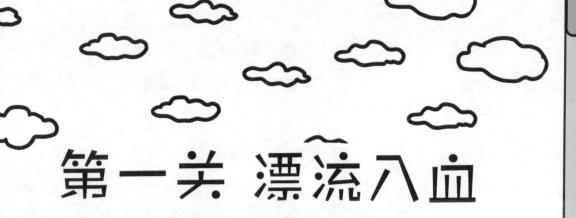

第一关 漂流入血

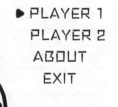

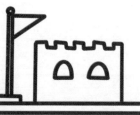

▶ PLAYER 1

PLAYER 2

ABOUT

EXIT

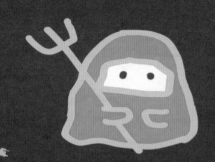

48

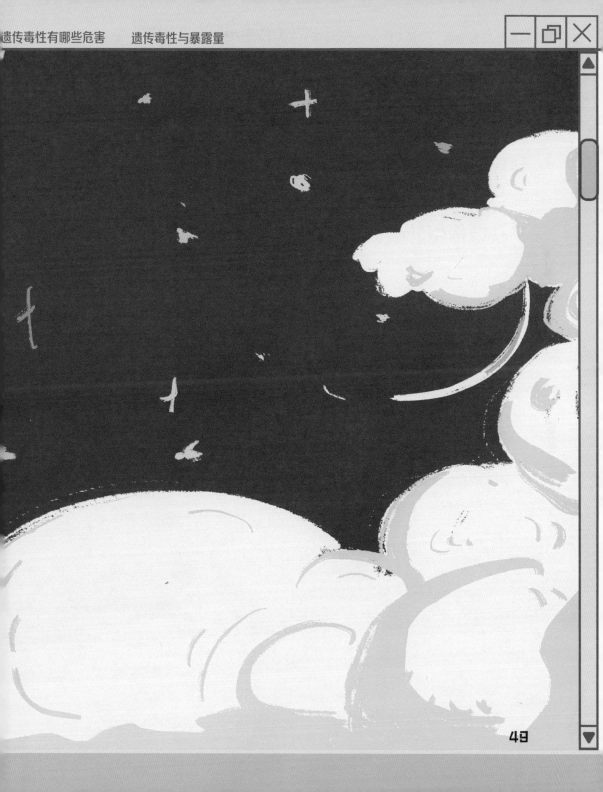

我飘呀飘，我摇呀摇，一个转身，飞进了
一位小朋友的鼻腔里，顺着鼻腔一路来到
了长得像树叶般的肺部……

定睛一看，这位大哥也不是什么铜墙铁壁嘛，这不，这里就有一个个筛网似的小孔孔嘛，跐溜一下，我就钻了进去，融入了浩瀚的红色海洋里。

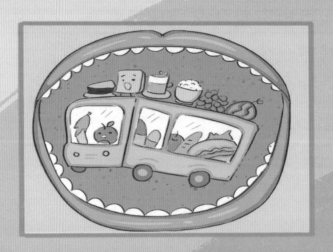

当然啦，我的兄弟姐妹们
也不是个个都像我一样
身材苗条、能飞会舞的。
其中大多数都是通过搭载一辆顺风车：
或是一颗小药片，或是一份美味的火腿，
或是一杯水……借助外援，被送进口腔。

经过胃酸
的洗礼，
剩下的分子
们继续前进
到小肠……

嘟噜一声，仿佛瀑布般，

从咽部直接坠落，经过食管来到了胃里。

这里炽热，酸性极强，车辆被"腐蚀"，

并逐渐开始解体，各种分子也陆续被释放出来，

而我的兄弟姐妹们也就混迹其中。

我们有些兄弟姐妹由于对酸敏感，

在此处就会损失掉不少，

有一些兄弟姐妹是酸性的，

他们则更容易穿透胃壁细胞，

逃过一劫。

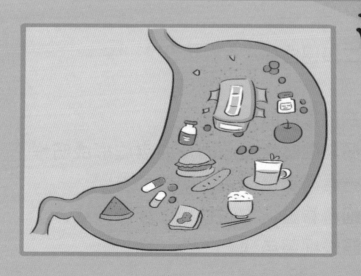

这里的路十八弯，
像迷宫一样，
很不好走，
所以走得很慢。

第一段是十二指肠，
这里的组织颜色比胃黏膜红一些，
同样是千沟万壑的。据说起这名字是有原因的，
那就是它的长度与十二个横指并列的长度相当，
全长约 25 厘米，
在小肠中长度最短，管径却最大，
还是"三液"即胃液、胰液和胆汁聚集地；

第二段是空肠；

第三段是回肠。
空肠与回肠在腹腔内迂曲盘旋形成肠样，
乍一看两者之间没有明显的差别，
仔细再看看，空肠较粗厚颜色较红，
回肠较细薄色浅。

54

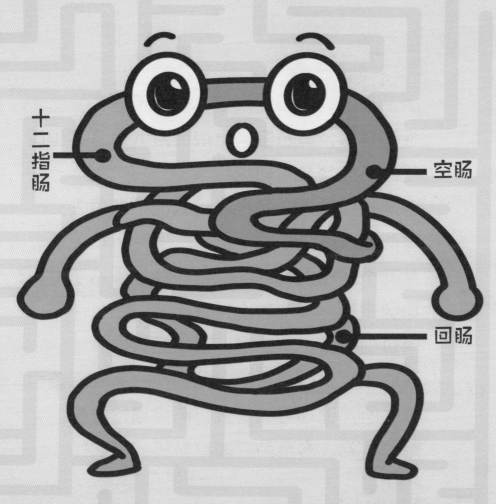

十二指肠

空肠

回肠

在这段崎岖的山路里，我们有足够的机会跟小·肠壁
进行亲密接触。

由于我们兄弟姐妹众多，长相不同，
性格各异，穿越肠道上皮的方式也各不相同。
根据各自的身材和模样，
脂溶性强的分子轻轻松松就能扩散进去；
有的看准机会，
从两个肠道上皮细胞连接处的缝隙钻了过去；
有的跟我一样个头小，
通过细胞膜上的孔道，直接爬进去；
细胞膜还有一些渡船，他们是一类转运蛋白，
不过不是谁都可以搭载，而且座位有限，
限量载客，多余的只能排队等候了。

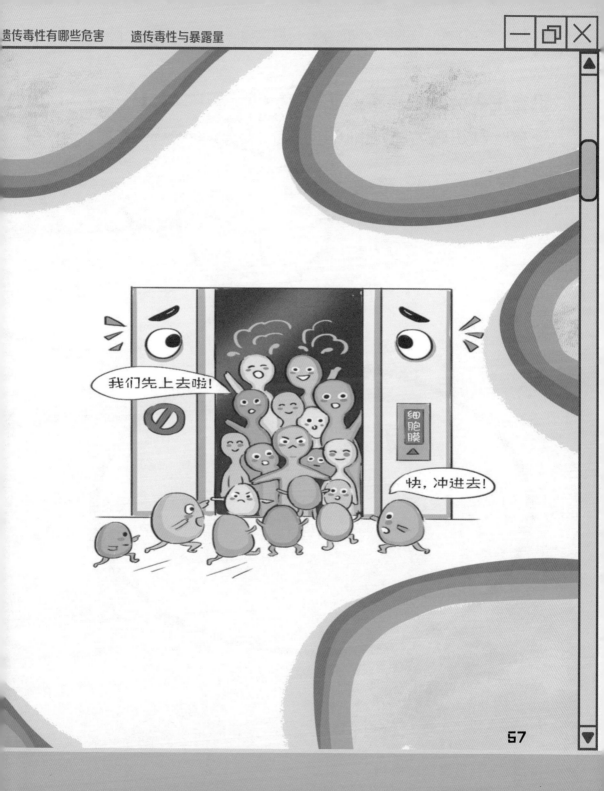

没有进去的分子也不必悲哀，
还有一种进去方式叫细胞内吞。

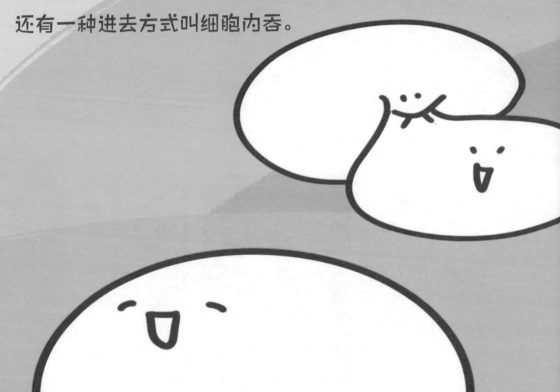

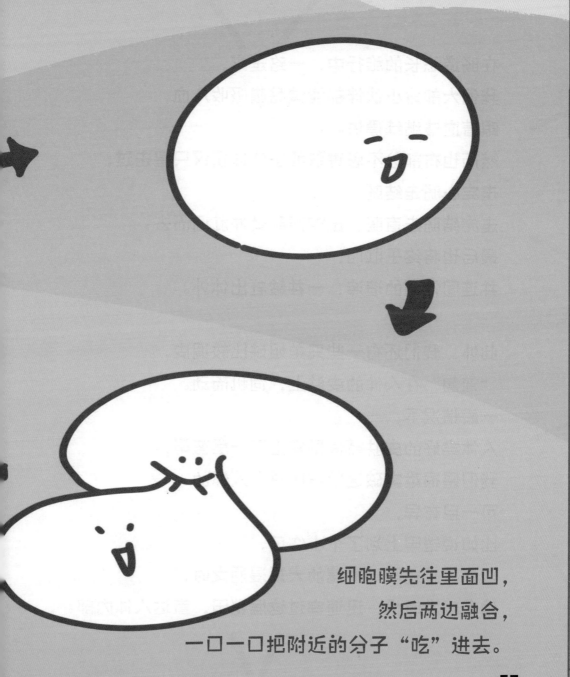

细胞膜先往里面凹，
然后两边融合，
一口一口把附近的分子"吃"进去。

在肠道悠长的旅行中，一路走来，

我们大部分小·伙伴都能被黏膜吸收入血，

跟着血液继续漂流。

然而也有部分不思进取的小·伙伴仅仅只是走过，

走完小·肠走结肠，

走完结肠走直肠，走完直肠就冲肛门而去，

最后也将终于肛门，

并连同他们的渣滓，一并被赶出体外。

此外，我们还有一些兄弟姐妹比较调皮，

"匍匐"在人体的皮肤上，伺机而动。

一般情况下，

人体完好的皮肤就像是穿上了一层盔甲，

我们是很难突破这层铠甲进入人体的。

可一旦有异，

比如说铠甲上划了个小·伤口，

或者是趁铠甲被淋漓的大汗浸润之时，

咱们瞅准时机，迅速穿过这层铠甲，直达人体内部。

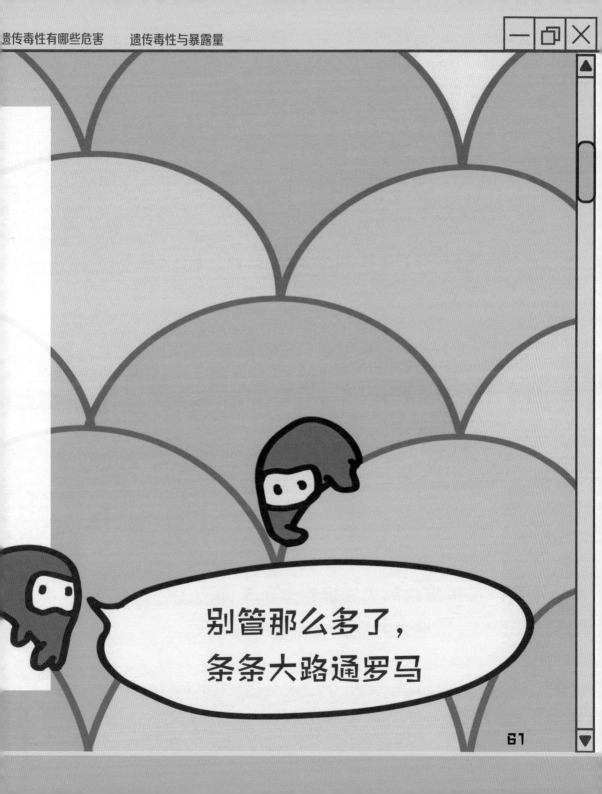

虽说有点儿"趁虚而入"，
但管不了那么多了，
关键时刻"管他黑猫白猫，抓住老鼠就是好猫"。

穿过铠甲还只是万里长征第一步，
进去之后，
咱还得通过扩散进入角质层，
再从角质层进入表皮深层及真皮，
然后通过真皮内静脉和毛细淋巴管进入体循环。

就这样，
遗传毒物的大军通过多种不同的途径，分
批进入到人体的血液循环中。

START　📁 什么是遗传毒物

第二关 安营扎寨

▶ PLAYER 1
　 PLAYER 2
　 ABOUT
　 EXIT

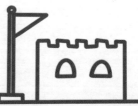

越过山丘，喋喋不休，我已成功入了关。

一路高歌，混迹江湖的我们

从四面八方胜利打入了人体内部，

融入血液或体液交织的浩瀚海洋中。

正当我那些兄弟姐妹们握手言欢，

好不热闹之际，一个浪潮过来，

将大家冲得四散开来。

64

我也被狂热的浪潮冲昏了头脑，
随着那激情奔涌的血流，
沿着血管走向一路颠簸……
来不及欣赏沿途风景，
我们被迅速分布至机体的各个组织或器官。

那我应该去哪里打卡呢？

人体那么大，我想去看看。

待我定睛环顾四周之时，

发现有好多小伙伴

都在朝几个"网红点"奔涌而去。

来不及思考，

我也随大流跑到了"流量"大的景点。

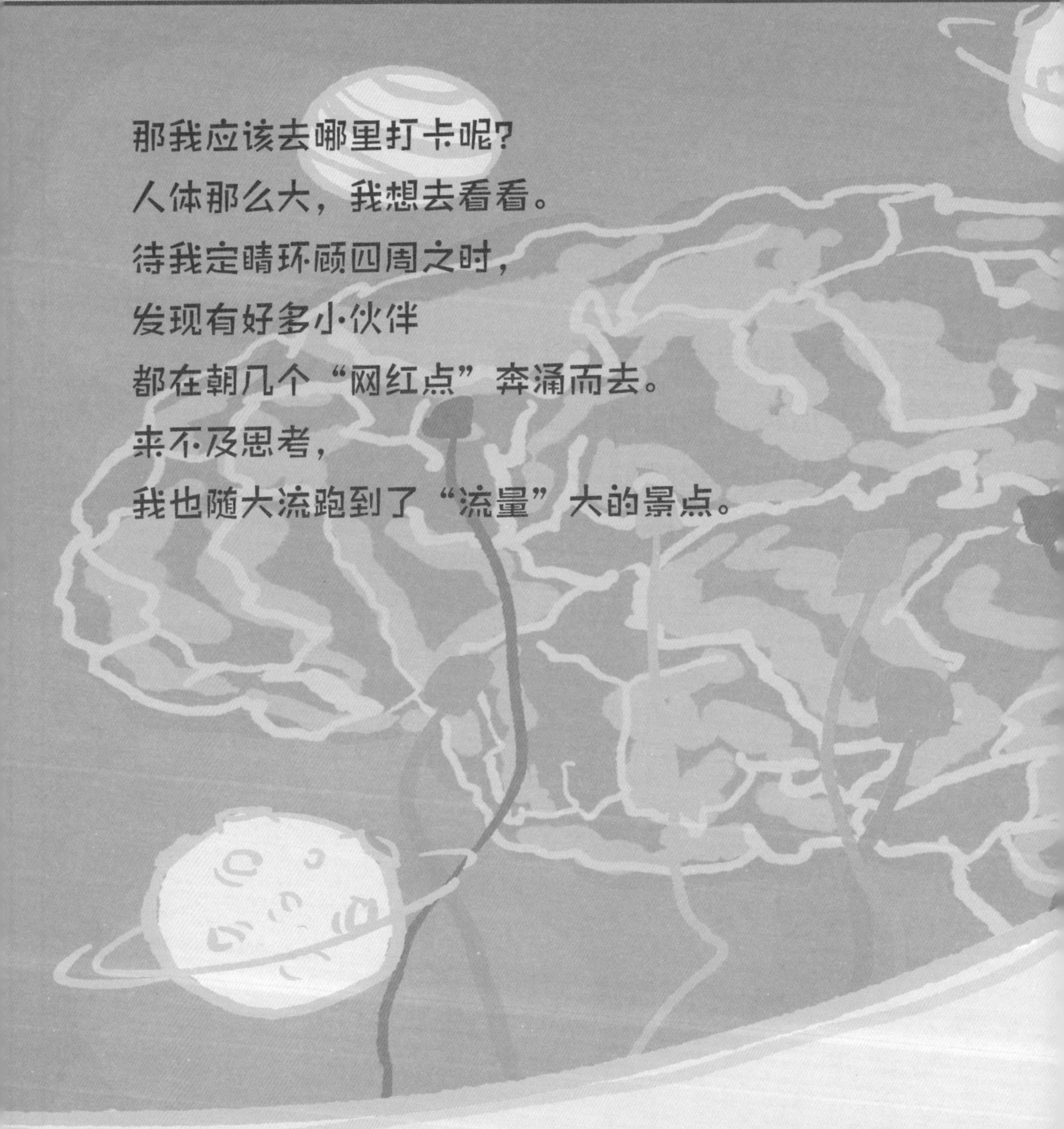

66

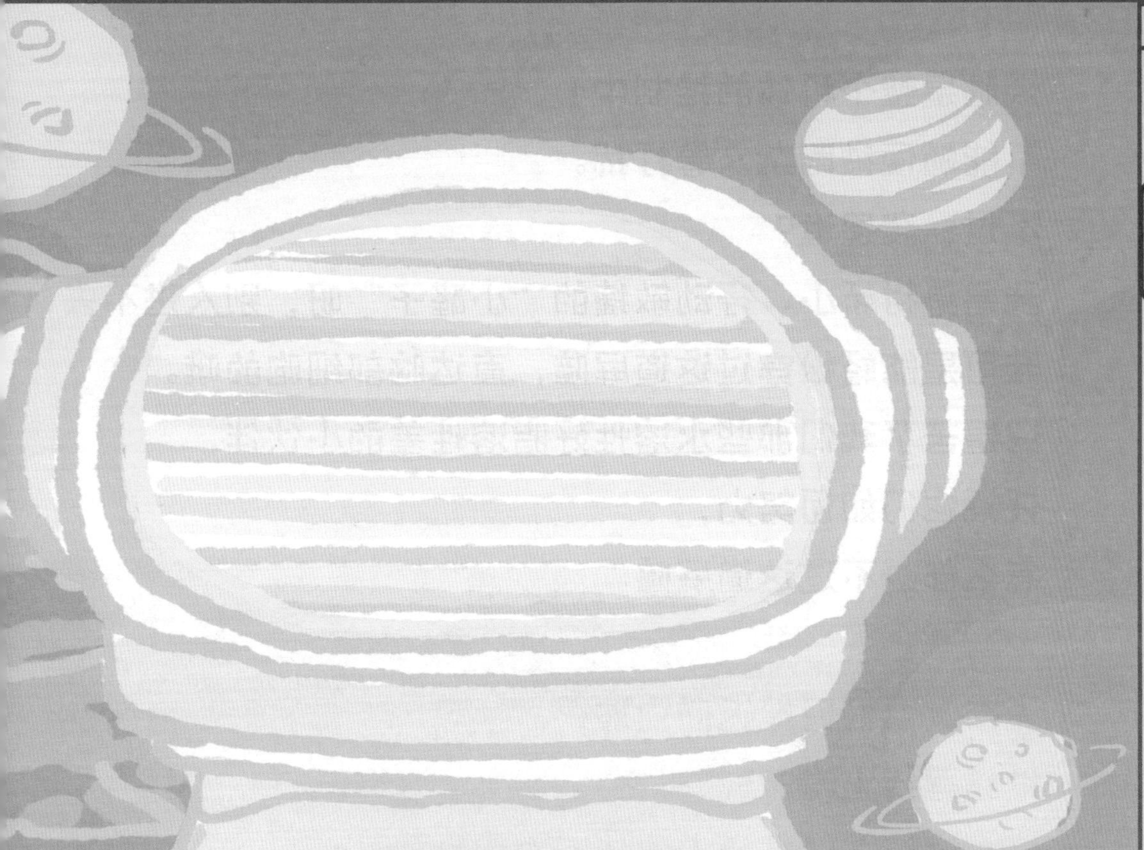

费了九牛二虎之力，

我们总算是挤到了人体的司令部

"大脑"的跟前。

正准备钻进脑中心去领略这机体的核心

之处的魅力之时，

不曾想还没进入就被一个叫"血脑屏障"

的大哥拦下了。

大脑是整个机体的控制中心，

不能随便被闲杂人等打扰。

不过，我是谁？

我是身材娇小、行动敏捷的"小醛子"呀，别人进不去，

我可是能轻松穿过这道屏障，直达脑部细胞的哦。

只是苦了我们那些水溶性好脂溶性差的小伙伴，

任凭它们如何努力，

怎么都越不过这道屏障。

无奈，它们只得返回血液，

继续寻找出路，

好在被挡在门外的小伙伴不在少数，

可以结伴而行，

一路欢声笑语，好不热闹。

很快，它们又找到了其他景点，

但好景不长，

像心、肝、肾等这种客流量（血流量）

丰富的热门景点还是亮起了红灯。

68

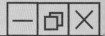

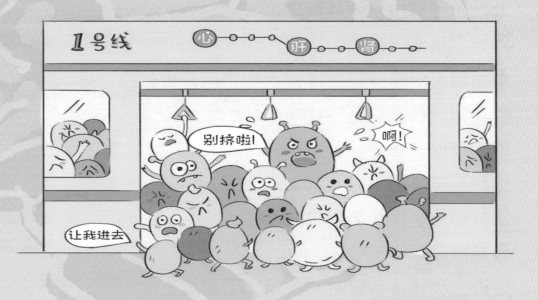

进了景点，肯定要东看看西瞅瞅，

跟组织拉拉关系攀攀亲啦！

一阵寒暄之后，

一些亲和力差的小·伙伴被踢出门来，

那些亲和力好的小·伙伴被留了下来，

找到了自己的组织。

当然，萝卜白菜各有所爱，

此处不留爷自有留爷处啦。

那些被踢出门来的小·伙伴，

根据自身结构特征、身材大小·继续寻找新的组织。

那些身材矫健、脂溶性较强的小·伙伴，

很快穿过细胞膜，

跑到人体其他组织器官上安定下来；

还有部分小·伙伴与蛋白质结合，

具有高度的脂溶性，

通过主动转运被暂时"贮藏"了起来，

这个藏身之所被人们叫作"贮存库"。

70

我们在人体内的贮存库
主要有血浆蛋白、肝和肾、脂肪和骨组织。
贮存库里的我们，
暂时是无法跑到组织器官"搞破坏"的，
也不会对收留我们的场所产生毒害作用，
可以说短时间内我们是可以跟人体和睦相处的。

但是，

这并不意味着我们被打了封印从此就沉寂了。

其实，

我们跟血浆蛋白的结合只是暂时的，

并且这种结合是可逆的。

我们跟游离在血液中的小伙伴们

始终是你进我退，你退我进，

保持着一个动态平衡的友好关系。

这样，

贮存库其实就成了人体内

一个不断提供毒物的来源，

在慢性吸收的过程中，

通过这种伪装，

可以逐步提高我们在靶器官中的浓度，

以达到我们最终能产生毒害作用的浓度水平，

从而实现我们搞破坏的终极目标。

72

当然，也有部分小伙伴能力有限，

既穿不过细胞膜，也找不到蛋白质结合，

只能待在血液中继续徘徊，

一阵徘徊之后，

他们或是随尿液排出，或是随粪便排出，

或是随着人体的呼吸又飞回到了来时的那个地方，

甚至还有部分迷了路……

因此，随着奔涌的浪潮，

我们部分小伙伴们被打得落花流水，散落在天涯。

当然，在这段悲欢离合的日子里，

也可能会有新的兄弟姐妹加入我们的队伍。

　　随着遗传毒物进入血液，人体内的各种保护机制对遗传毒物们展开了反击，大多数的遗传毒性在此阶段被消灭殆尽，只有少部分的顽固分子进入了下一阶段。

73

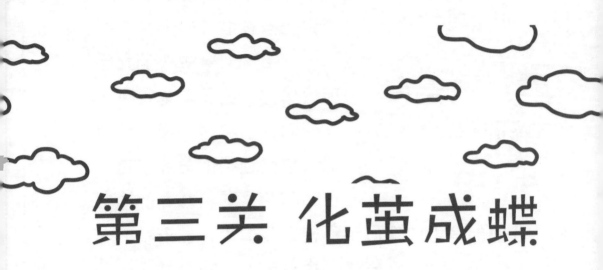

第三关 化茧成蝶

▶ PLAYER 1
　PLAYER 2
　ABOUT
　EXIT

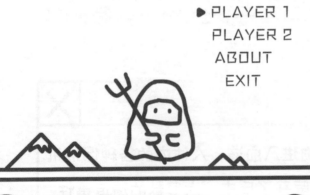

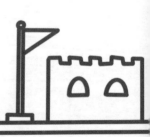

爬雪山，过草地，

这一路艰辛，

害得我们不少伙伴都提前离场。

残存的幸运儿们也都找到了自己的组织，

或是站在靶组织上准备下一步行动，

或是蜷缩在贮存库里看热闹。

此时，

我们攀附的这棵大树也不再沉默，

他们发动各种机关对我们采取一系列的行动，

目的就是将我们赶出体内。

行动的第一步叫 I 相反应，

包括氧化反应、还原反应和水解反应。

在这步反应中，

会让我们大部分小伙伴暴露或者加上一个功能基团：

如 $-OH$、$-COOH$、$-NH_2$、$-SH$ 等，

这些基团就像是给分子打上了一个挂钩，

可以使我们的水溶性增加，

脂溶性降低。

同时，

也可能会导致我们部分小伙伴的毒性发生变化。

大部分小伙伴经此反应，

都能被代谢成低毒或无毒的产物；

也有一小拨同志经此反应，

毒性反而增加，

甚至可产生致畸、致癌、致突变作用。

比如我的远房表亲亚硝胺、苯并芘类遗传毒物，

原本没有那么可怕的家伙，

经过人体内那么一系列的行动后，

反而变成了相当危险的恐怖分子 —— 致癌物。

另外一个典型就是人类的老朋友"酒"，它的主要成分是水和乙醇，乙醇本身不具有致癌性。

大部分酒精（乙醇）进入肝脏，
通过肝脏的乙醇脱氢酶转化为乙醛，
依靠乙醛脱氢酶和肝内的 P450 酶把乙醛氧化为
CO_2 和水排出体外。
而乙醛脱氢酶在人体内的含量具有较大的个体差异，
乙醛脱氢酶含量较少的人，
乙醛代谢缓慢，
而乙醛是具有致癌性的，
一旦乙醛在体内的蓄积达到一定的量后
就会对机体产生毒害作用。

78

因此，
世界卫生组织国际癌症研究机构
在 2012 年就将酒精饮料列为 1 类致癌物。

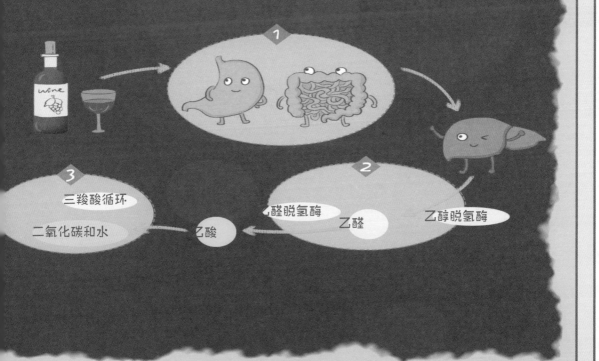

行动的第二步叫 II 相反应，
也叫结合反应。

经过前面的 I 相反应，
我们很多小·伙伴多被添加或暴露出一个挂钩。

这个挂钩在 II 相反应中，

要么勾挂上葡萄糖醛酸，

要么勾挂上谷胱甘肽，

要么勾挂个氨基酸，

要么勾挂个硫酸，

再不济也能勾挂个甲基。

经过 II 相结合反应，

我们的水溶性进一步增加。

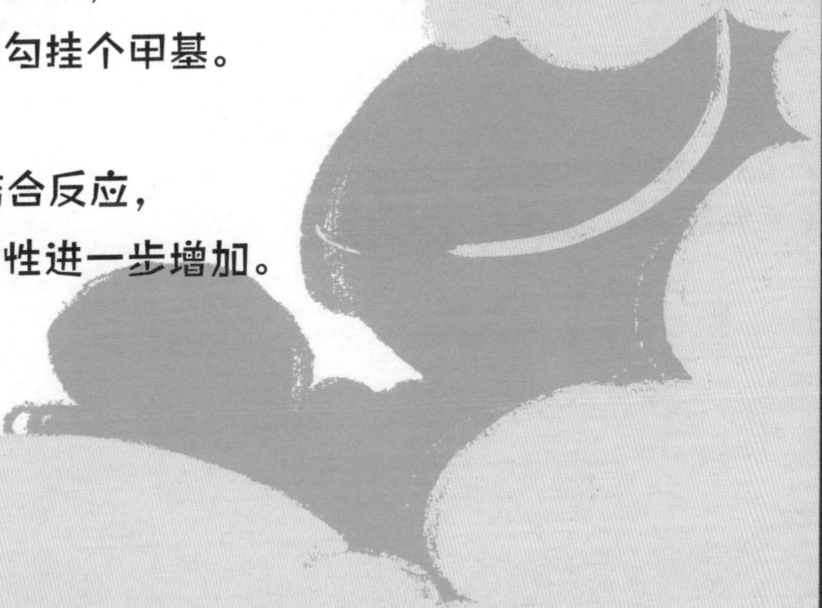

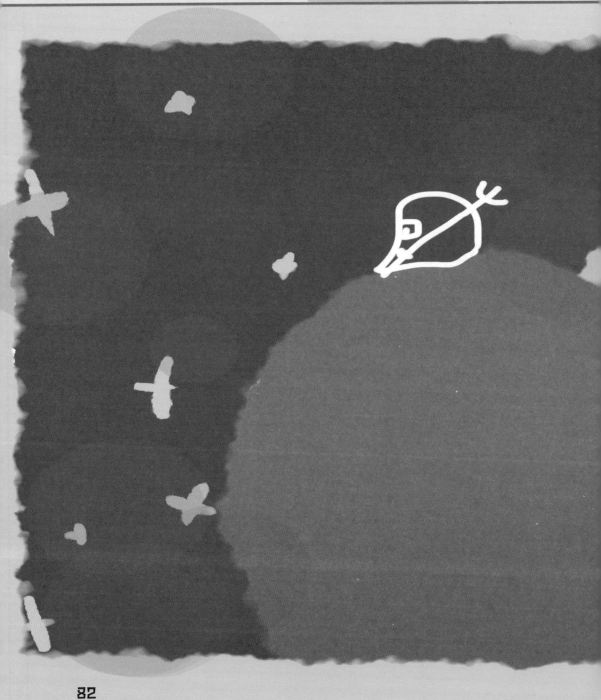

START 📁 什么是遗传毒物

如此一来，
人体自我解毒的目的基本达成，
我们大部分毒物分子在体内是待不下去了，
随着尿液、汗液或是粪便，
被遣返出境。
残存少量的毒物分子继续潜伏在体内，
等待时机，
一旦时机成熟，
再对机体有所"作为"。

经过人体的代谢反应的进一步"进攻"，许多的遗传毒物顽固分子也顶不住压力，选择"投降我军"，经过体液排出人体。

　　通过前面的介绍，大家已经知道什么是遗传毒物了，也了解到它们是如何在人体内穿梭的。

　　庆幸的是，人体自身有一套完整的拆卸组装团队，也有比较完备的防御系统，对那些入侵体内的毒物分子，可以从容做到"兵来将挡，水来土掩"。

　　但人体自我救赎的能力也是有限的，一旦入侵的遗传毒物太多，超出自我清除的能力范围，就很可能对机体产生毒害作用，那么这些毒物分子到底是如何对机体搞破坏的呢？

　　下面让我带大家一起来研究研究！

　　首先，我们一起来认识一个人体内的大工程——DNA。脱氧核糖核酸，英文 deoxyribo nucleic acid，缩写为 DNA。

　　DNA 携带有合成信使 RNA 和蛋白质所必需的遗传信息，是

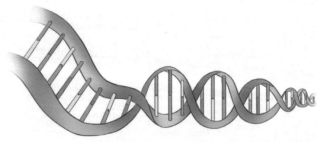

生物体发育和正常运作必不可少的生物大分子，是人类的遗传物质。

它住在一个最为隐蔽的地方，那就是人体结构的最深处——细胞核中，我们肉眼看不见也摸不着。在细胞核中，它以染色体的形式存在。

DNA分子巨大，内含四种碱基，分别为腺嘌呤（A）、鸟嘌呤（G）、胞嘧啶（C）和胸腺嘧啶（T），也即是人们常说的A、T、G、C，再由磷酸酯的串联骨架相互缠绕构成双螺旋结构。如同紧紧挨在一起的珍珠项链，因为某种神秘力量——氢键，A珠只能和T珠配对，G珠只能和C珠配对，

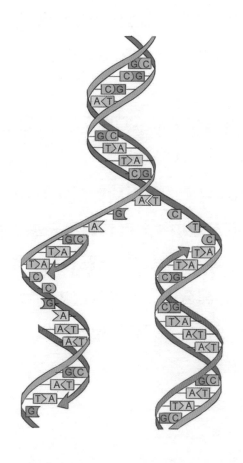

按照这样的配对规则螺旋的排列，如同一个浩大的工程。

在这个浩大的工程中，存储着生命的种族、血型、孕育、生长、凋亡等过程的全部信息。环境和遗传的互相依赖，演绎着生命的繁衍、细胞分裂和蛋白质合成等重要生理过程。生物体的生、长、衰、病、老、死等一切生命现象都与它有关，它也是决定生命健康的内在因素。

如此浩大的工程到底是怎么完成的呢？

这就不得不归功于该工程的主要建设者——腺嘌呤（A）、鸟嘌呤（G）、胞嘧啶（C）和胸腺嘧啶（T）四大名将，以及其貌不扬而功能强大的 DNA 解旋酶、DNA 聚合酶、DNA 连接酶和引物酶等无数个小人物。

每一方既是在各就各位、各司其职，又是在积极协调、努力配合中，以半保留半不连续的方式进行复制组装。在此过程中，如果任何一方出现了纰漏，都将会引起灾难性的后果。

讲了这么多，遗传毒物们该登场了！

他们千辛万苦越过重重障碍，漂洋过海，终于抵达了目的地——细胞核中，看到如此浩大的工程，他们怎么能不动心，怎么会不想大干一场呢？

经过一番激烈的讨论和仔细的观察，这些遗传毒物分子们结合自己的身材特征以及目标物的结构特点，大致确定了两个进攻方向。

NO.1——直接以 DNA 为靶点的损伤

大部分遗传毒物冲进细胞核后，看到这浩大的工程上琳琅满目的珍珠，也就是上文介绍过的碱基，叹为观止。惊叹之余就动起了坏心思，拿出了各自的看家本领，直接在 DNA 结构上"搞破坏"，从而使得碱基损伤或 DNA 链受损，进而导致基因突变或染色体畸变。

　　盛夏时节，白天为生活四处奔波游走的人们约着三五好友，在夜幕降临的路边摊边喝冰啤酒边撸串儿，与朋友谈天说地似乎成为城市人群的不二选择。然而，这一热闹红火、烟火气十足的生活场景却"暗藏"风险。

　　这个暗藏的风险就是苯并芘。

　　苯并芘是我们食物中常见的物质，主要存在于烟熏、火烤、烧焦、油炸的食品中，它经代谢活化后具有亲电性，能与脱氧核糖核酸（DNA）的亲核基团形成共价结合，从而造成基因突变。

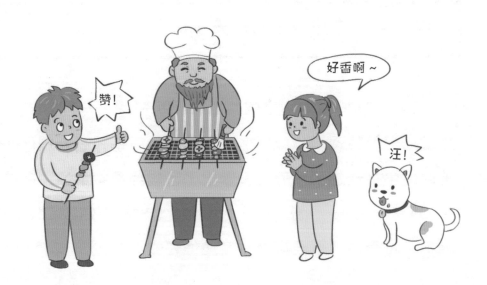

NO.2—— 不以 DNA 为靶点的损伤

还有部分小伙伴采取迂回战术，它们并不直接攻击 DNA，而是把心思放到了对 DNA 合成及修复有关的酶系统以及纺锤体上。

殊不知，此类破坏对 DNA 来说仍然是致命性的损伤。

对 DNA 合成及修复有关的酶系统的作用

细胞在不断分裂、增殖的过程中，需要复制出同样的 DNA 双链。在复制过程中，DNA 双链会打开，DNA 聚合酶如同建筑工人一样，在双链上游走，搬运碱基，进行配对组装成一个相同的 DNA 双链。而对于与蛋白质有极强亲和力的一些遗传毒物，就会劫持 DNA 聚合酶，干扰复制过程，间接导致 DNA 损伤，从而发生基因突变或染色体畸变。

同理，遗传毒物也会劫持 DNA 错配修复酶，使其特异性降低，间接导致 DNA 损伤。例如，一些氨基酸类似物可使 DNA 合成有关的酶系统遭受破坏从而诱发突变，脱氧核糖核苷三磷酸在 DNA 合成时的不平衡也可诱发突变。再如铍和锰可直接作用于 DNA 外，还可与酶促防错修复系统相互作用而产生突变。

对纺锤体的毒作用

不以 DNA 为靶点的损伤机制的研究主要集中在诱发染色体分离异常问题，常概括为对纺锤体的毒作用。这种情况，通常发生在同源染色体或染色单体准备分离进入两个细胞时。这时他们会在中心排列，由相反方向的两条绳索牵引着（纺锤体）进入即将形成的两个细胞中。

此时这些强盗就会破坏绳索结构，使得染色体不能准确的进入到两个细胞中，诱发染色体分离异常，例如临床上出现的唐氏综合征（21- 三体综合征）

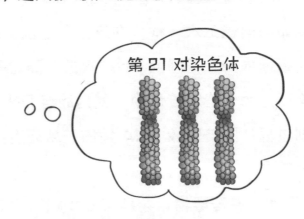

第 21 对染色体

就是由于人体的第 21 号染色体未能分开导致的。

　　总之，不以 DNA 为靶点的损伤，无论是破坏 DNA 合成及修复有关的酶系统还是对纺锤体产生毒作用，如果影响到细胞分裂，就有可能会形成肿瘤或畸胎；如果影响到蛋白质合成，将导致机体功能受损。

　　当然，对于遗传毒物的种种挑衅，机体是不会坐以待毙的，他会启动自身强大的修复功能，对受损的 DNA 进行一系列的修复操作，包括错配修复、直接修复、切除修复、重组修复、应急反应和易错修复。这种修复功能会搞定大多数的自发突变和诱发突变，正是由于存在着如此强大的损伤修复机制，人类在地球上才得以生生不息、世代长存！

　　不过，机体的修复功能也是有限的，有时候并不能完全消除 DNA 损伤，只是让细胞学会耐受这种 DNA 的损伤而继续生存。也许某一天，这未能完全修复而存留下来的损伤就会显现出来，如细胞发生癌变。但如果细胞不具备这项修复功能，就无法对付经常发生的 DNA 损伤事件，一系列的由此引发的问题就会出现。

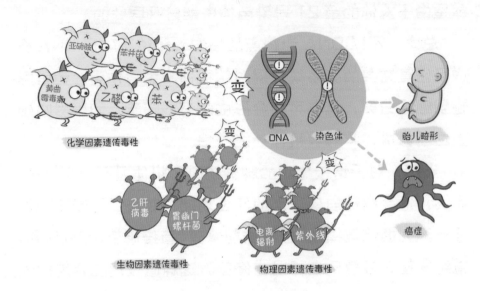

化学因素遗传毒性

生物因素遗传毒性　　物理因素遗传毒性

DNA　染色体　胎儿畸形

癌症

对于生物体而言，

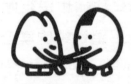

随着我们接触遗传毒物数量与频率的增加，

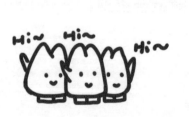

它们好热情哦

92

就会有一定概率诱发体内细胞核中的遗传物质，发生愈加频繁的"突变"（包括基因突变、染色体畸变、染色体数目改变）。

这些遗传物质的改变，会随着细胞的分裂过程而不断被传递，这对生物体可能产生许多方面的影响，并且这种影响往往是对生物体有害的。

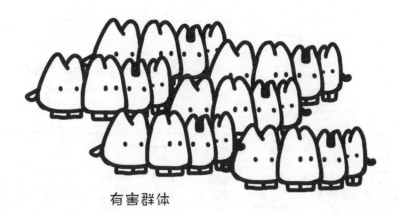

有害群体

正因为如此，我们就把这种现象叫作遗传毒性。

能够产生这种遗传毒性的物质，我们叫作遗传毒物。

遗传毒性可能作用于人体内的最重要的两大类细胞（这种被作用的细胞，学术界有个名词叫作"靶细胞"）——"体细胞"（人体各组织中的细胞）和"生殖细胞"（用于繁衍后代用的细胞）。往往因为遗传毒物作用的"靶细胞"类型不同，造成损伤的类型和程度也不同，最终对生物体产生不一样的危害。

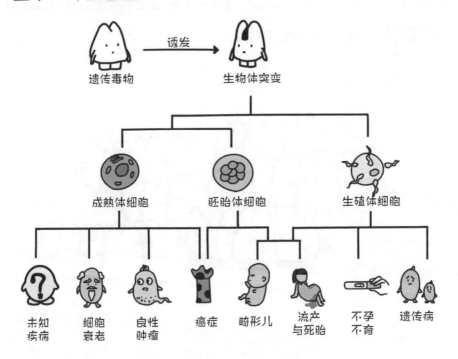

遗传损伤的不良后果

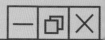

"体细胞"发生突变会带来哪些危害?

　　人体中的所有细胞都是在不断更新换代的，一代细胞将遗传信息传递到下一代细胞。

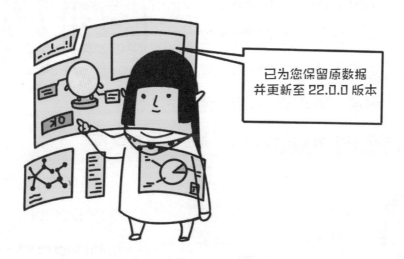

已为您保留原数据并更新至 22.0.0 版本

　　一般情况下，如果遗传毒物诱发的突变作用于"体细胞"，

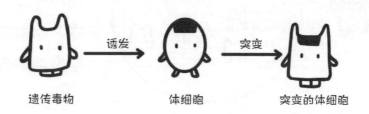

遗传毒物　　　　诱发　　　体细胞　　　突变　　　突变的体细胞

95

由于体细胞不具有遗传功能，"体细胞"遗传信息的改变，是不会影响到下一代"茁壮成长"的，仅仅可能在直接接触遗传毒物的人体上表现出来。

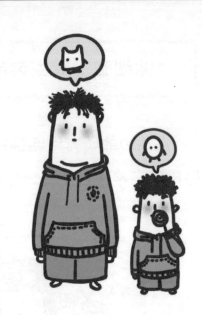

在人体与环境的遗传毒物的相互作用中，有的体细胞中的遗传物质首先发生突变，这个突变位点的"错误"会在它分裂生成的子代细胞中被复制拷贝（被称为体细胞遗传）。

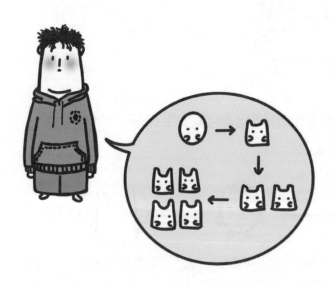

不断有体细胞发生突变，不断的细胞分裂，突变体细胞会逐步积累，年龄越大，积累的体细胞突变越多。

96

　　这种突变的长期积累，最终可能引发恶性肿瘤、动脉粥样硬化、功能或结构畸形、胚胎或早期胎儿死亡、衰老以及一些未知疾病。

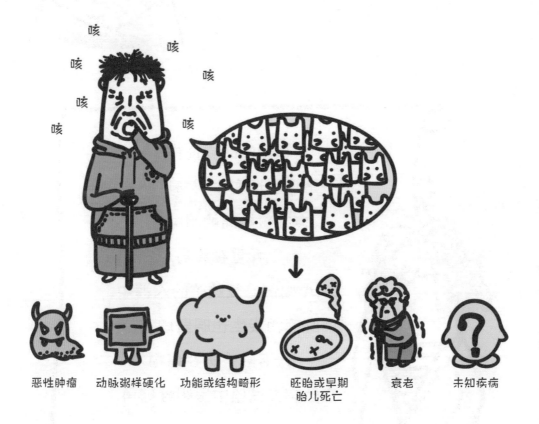

恶性肿瘤　动脉粥样硬化　功能或结构畸形　胚胎或早期胎儿死亡　衰老　未知疾病

体细胞突变的不良后果中，最受人关注的就是癌症。

体细胞突变是细胞"癌变"的重要基础，大多数化学物质的致癌作用都是通过致突变作用引起的。

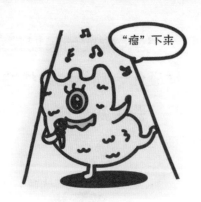

"癌"下来

科学家研究证实，
化学毒物的诱变作用与其致癌作用
存在着较高的相关性，
并且在具有
DNA 损伤修复缺陷的人群中，
肿瘤的发生也明显增高。
大多数人类致癌物
在致突变试验中呈阳性结果。

人类对于化学毒物的致癌性的认识过程，实际上是用一条条血淋淋的生命为代价的。

1761 年，英国的 Hill 医生通过敏锐的临床观察，发现了一个奇怪的现象：癌症的发生似乎与患者的生活环境和生活方式有关。

他发表的论文《警惕大量吸鼻烟》中，记述了病人鼻腔肿瘤与吸鼻烟之间的联系。

此后不久的 1775 年，英国 Pott 医生报道他的许多患阴囊癌的患者均在孩童时代曾被雇为烟囱清扫工，从而推断接触煤烟和煤焦油是阴囊癌的致病因素。

1895 年，德国外科医生 Rehn 发现一些苯胺染料如 2-萘胺、联苯胺和 4- 氨基联苯可引起生产车间工人的膀胱癌发生率增高。

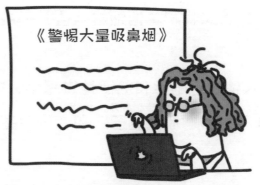

《警惕大量吸鼻烟》

这一系列事实充分说明，外部"致癌物质"因素对人体的影响，在癌症的发病中扮演着重要角色。

> ## 遗传毒性与致癌的关系 —— 原癌基因与抑癌基因的平衡之道

当人类历史迈进 20 世纪中叶，随着 DNA 的发现，人们才逐渐认识到，癌症本质上是一种基因病，肿瘤的发生多数是我们自身细胞中多基因突变累积的结果。

人体恰似一个个细胞组成的社区，每个细胞照章行事，在基因这张"图纸"的构建下，掌握着何时该生长分裂，也知道该怎样和其他细胞结合，形成组织和器官。

人体对细胞生长的调控过程中，有两类非常重要的基因参与，即"原癌基因"和"抑癌基因"。

100

20 世纪 70 年代，美国微生物学家 Bishop 同瓦尔默斯（Varmus）等人研究发现，正常的体细胞里有一些静止的"原癌基因"（proto-oncogenes）。

别一听"原癌"就觉得它一定是个坏基因。

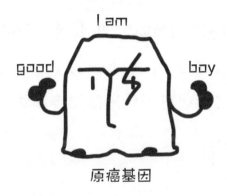

原癌基因

它其实是在细胞内的一类正常基因，这些基因在细胞中行使正常的生物学功能，控制细胞分裂和分化，在机体生长发育过程中起到至关重要的作用。

但是在特定条件下，"原癌基因"会发生突变（被激活），这会导致它异常的活化，促使细胞无限制地生长和增殖，从而使人体正常细胞发生癌变。

101

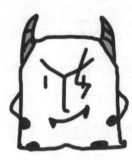

癌基因

这类"原癌基因"的"突变"版本或"受损"版本则称为"癌基因"（oncogenes），如 her-2、ras 基因家族等。

原癌基因突变为癌基因后通常过度表达，将健康细胞转变为癌细胞。

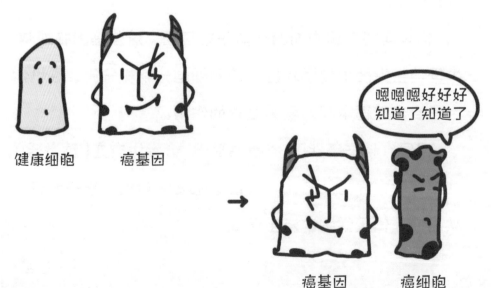

102

毕晓普与瓦尔默斯因为发现了逆转录病毒癌基因的细胞起源，从而引发现代癌症研究，共同获得了 1989 年诺贝尔生理学或医学奖。

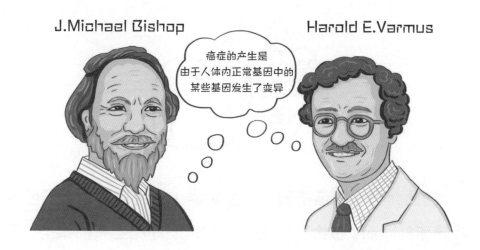

J.Michael Bishop

Harold E.Varmus

癌症的产生是由于人体内正常基因中的某些基因发生了变异

与此同一时期科学家们还发现，与"原癌基因"相反，某些基因能直接或间接的阻止细胞分裂或导致细胞死亡，包括阻止肿瘤细胞的生长，因此称之为"肿瘤抑制基因"或"抑癌基因"（tumor suppressors genes）（如 p53、RB 等）。

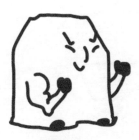

抑癌基因

103

"抑癌基因"在正常情况下监视细胞分裂成新细胞的速度、修复错配的 DNA、决定细胞何时死亡。

通过这些方式，他们调节并限制细胞异常生长，是一种保护性基因。

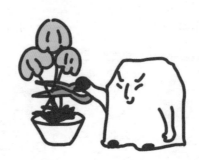

因此，当"抑癌基因"发生突变（被失活），他们的保护功能就减弱/丧失了，无法起到抑制细胞生长的作用，即无法维持细胞种类和数量上的平衡，导致癌症的发生和发展。

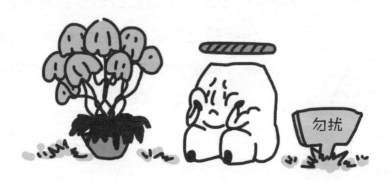

104

迄今为止，科学家们已经在人类基因组的 2.3 万个基因中发现了 300 多个与癌症有关的原癌基因和抑癌基因。

"原癌基因"与"抑癌基因"，在控制细胞生长的机制中发挥着不同的作用。

我们可以把细胞比作汽车，细胞的分裂生长就像开车去一个地方。"原癌基因"如同汽车的油门踏板，控制着汽车的运动。当汽车处于正常状态时，只有踩下油门时汽车才能前进。

而"原癌基因"的突变形式——"癌基因"，好比将油门一踩到底并被卡住了，汽车一直加速，可以导致细胞无管制的分裂增殖。

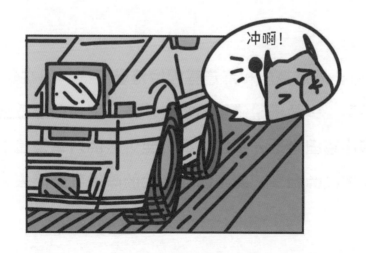

相反，"抑癌基因"的功能就像汽车的刹车系统，"抑癌基因"倘若发生突变而失活，则如同刹车失灵，没有办法把汽车停下来，就导致肿瘤的持续增殖和进展。

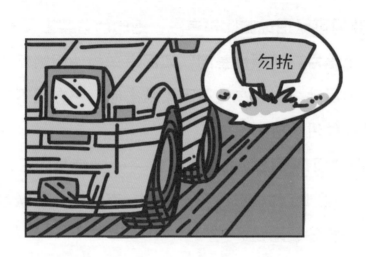

平时，原癌基因和抑癌基因维持着平衡，但在致癌因素作用下，少数逃脱修复的突变才有可能使原癌基因激活和使抑癌基因失活，于是这辆突变失控的汽车带着卡住的油门和失控的刹车，朝着癌症发生的歧途狂奔而去。

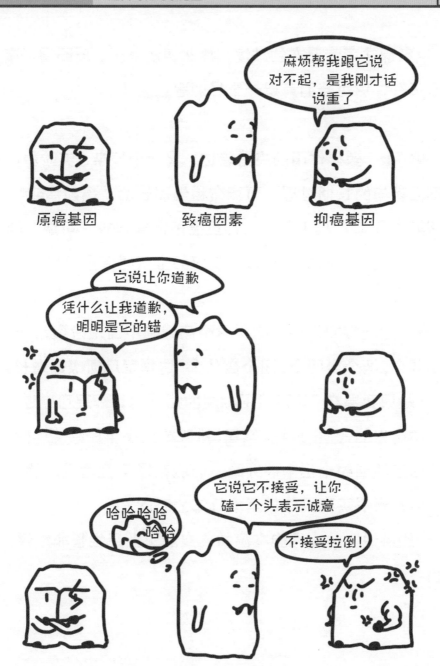

这条通往癌症恶变的歧途，并非朝发夕至，反而是"道阻且长"，这对我们真是一个好消息。

事实上，致癌作用的充分表达，是一个复杂、多阶段、多基因参与的长期过程，可能有相当漫长的"癌前病变"潜伏期（几年～几十年），并且癌前病变具有"可逆"的特点，这是我们的身体为我们争取的宝贵时间窗口！

一个细胞突变为癌细胞，这个癌细胞不断地分裂，一个变两个，两个变四个，四个变八个，这样呈几何级数增长。

一般只要是在 10 万以下数量的癌细胞，都是可以通过人体自身的代偿、抵抗、修复、排除等抗争手段被清除的。而等它增殖到约十亿个癌细胞，形成直径 1 立方厘米的肿瘤团块，大概需要几年甚至十几年的时间。

一般来说，肿瘤细胞在癌前病变的早期是生长非常缓慢的。

108

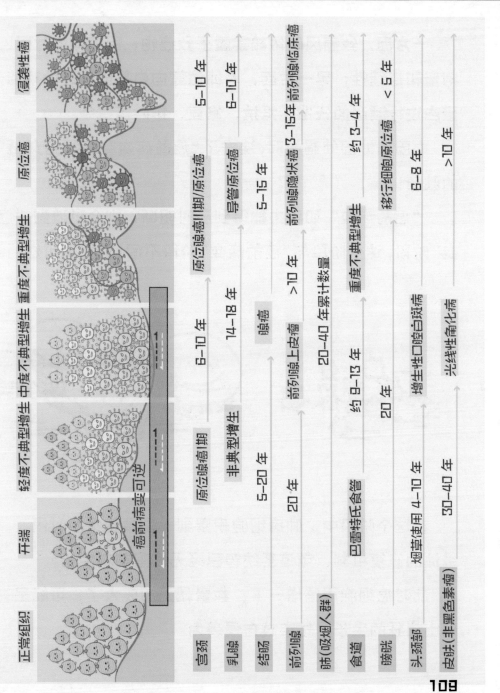

正常组织　　　　开端　　　　轻度不典型增生　中度不典型增生　重度不典型增生　　　　原位癌　　　侵袭性癌

癌前病变可逆

宫颈　　　　原位癌Ⅰ期　　　　　　　　　原位癌Ⅱ期/原位癌　　　　　　　　5~10 年
　　　　　　　　6~10 年

乳腺　　　　非典型增生　　　　　　导管原位癌　　　　　　　　　　5~10 年
　　　　　　　　14~18 年　　　　　　　5~15 年

结肠　　　　5~20 年　　　　　腺癌
　　　　　　　　　　　　　　　20~40 年累计数量

前列腺　　　20 年　　　　前列腺上皮瘤　　>10 年　前列腺隐匿状瘤 3~15年 前列腺临床癌

肺（吸烟人群）　　　　　　　　　　　　　　重度不典型增生　　约 3~4 年

食道　　　巴雷特氏食管　约 8~13 年　　　　　移行细胞原位癌
　　　　　　　　　　　　　　　　　　　　　　　6~8 年

膀胱　　　　20 年　　　　　　　　　　　　　< 5 年

头颈部　　　增生性口腔白斑病
　　　　　　　　4~10 年

皮肤（非黑色素瘤）　烟草使用 30~40 年　　光线性角化病　　>10 年

　　一方面，致癌风险依赖暴露于致癌物、促癌物的时间、剂量和持续性；另一方面，人体依靠自身基因表达的功能蛋白进行顽强的代偿、抵抗、修复、排除等抗争。

　　内因和外因孰强孰弱，决定了"癌前病变"阶段"持久战"的胜负！

　　"癌前病变"如果未能得到及时阻断，则会过渡到"癌变"阶段，这个阶段与"癌前病变"阶段不同，它是不可逆的。

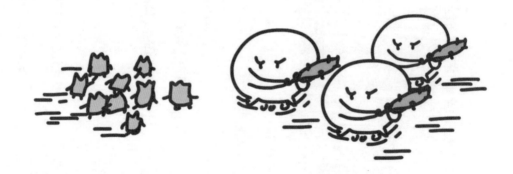

　　在这个阶段中，肿瘤细胞积累到一定数量级的时候，机体的修复机制、免疫系统等已经无法限制其生长。

　　此时癌细胞再倍增一下，数量就更加庞大了，可能呈现出疯狂的生长，越来越有侵袭力。

110

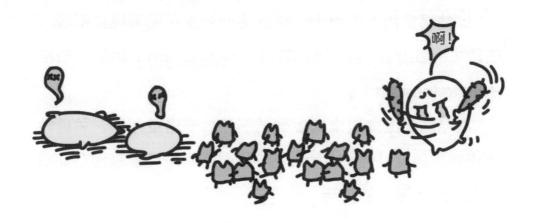

　　当肿瘤细胞增长到一定体积就会脱落，离开癌组织快速地转移，随着血管或者淋巴管，进入全身的各个组织和器官，癌细胞可以在这些新的器官安家，从而造成肿瘤的"转移"。

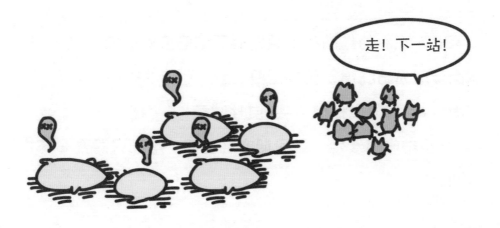

111

以结肠癌的发生为例，结肠癌的发生和发展经过引发阶段（initiation）、促长阶段（promotion）和进展阶段（progression）。

在从结肠上皮过度增生到结肠癌的演进过程中，关键性的步骤是原癌基因（K-ras 等）的激活以及抑癌基因（APC, DCC, p53 等）的失活。

自抑癌基因 APC 丢失开始，癌基因 Ras 突变促进克隆的发展，导致肿瘤发生。抑癌基因 DCC 和 p53 缺失，使得结肠肿瘤从良性向恶性进展。

这些阶段梯性积累起来的不同基因分子水平的改变，可以在形态学的改变上反映出来。

80% 左右的结肠癌都是起源于结肠息肉恶变，从结肠息肉发展为结肠癌，至少需要 5 至 10 年的时间，期间经历息肉 —— 癌前良性瘤 —— 良性腺瘤 —— 癌。

一旦结肠癌发生，从早期变成晚期，可能只需要 2 年左右的时间。

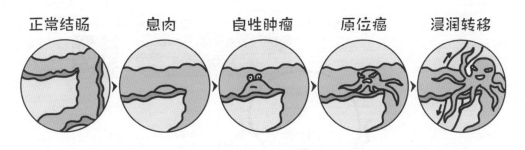

正常结肠   息肉   良性肿瘤   原位癌   浸润转移

抑癌基因 APC 失活　　原癌基因 K-ras 激活　　抑癌基因 $p53$ 失活　　其他变化
　　　　　　　　　　抑癌基因 DCC 失活

　　世界卫生组织提出，世界上有 35% 的癌症是可以避免的。

　　我们的身体给了我们足够的时间去发现肿瘤，只要定期参加体检，选择合适的专项检查手段，就有可能会发现早期肿瘤。而早期肿瘤的治疗效果是非常好的，治愈率在 90% 以上。

　　所以一旦身体出现了警示信号（比如息肉、结节），一定要给予重视，错过了警示信号，也就错过了治疗的最佳时期。

　　到了晚期癌症广泛转移的时候，治疗效果就非常差了。

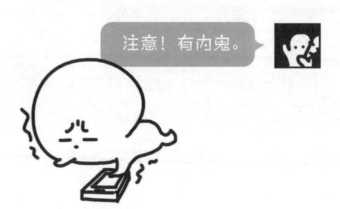

还是以结肠癌为例，如果能在结肠息肉恶变期间，通过肠镜的检查发现结肠息肉并且将其切除，就可以有效地避免肠癌的发生。

目前，科学家们正在研究更加敏感的办法，能够在更早期去发现癌症。

例如化验血里面有没有游离的癌细胞或者肿瘤 DNA，大便里面有没有特异性的肿瘤 DNA 片段等等。不过这些目前还处于试验阶段，还没有获得大规模的应用。

114

"生殖细胞" 发生突变可能会发生什么？

如果遗传毒物诱发的突变作用在"生殖细胞"，那么无论发生在任何阶段，都可能对下一代产生影响，产生致死性或非致死性损伤的不良后果。

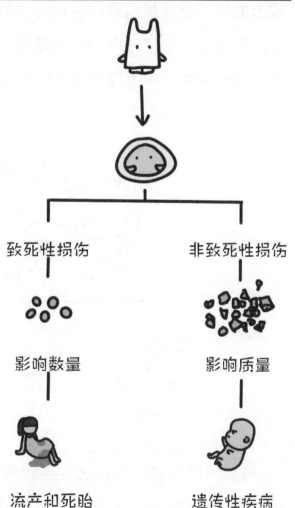

致死性损伤

非致死性损伤

影响数量

影响质量

流产和死胎

遗传性疾病

115

基因突变可以是显性的，也可以是隐性的。

有人问什么叫显性和隐性，顾名思义，显性就是能够表现出来的，隐性就是无法表现出来的，比如一头牛一不小心发生突变，有了一段恐龙的基因，但是生下来的下一代仍然是一头牛，那这段基因就是隐性的，反之就是显性的。

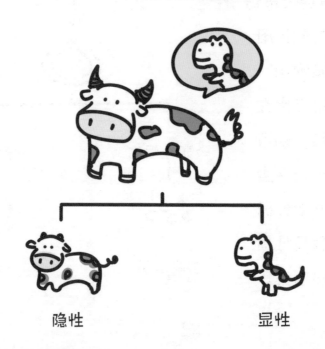

隐性　　　　　　　　　　　　显性

所以，显性非致死性的突变会在下一代中表现出来；隐性非致死性突变当处于杂合子状态时不表达，只有形成纯合子时才表达。

116

　　所以隐性非致死性突变有时要在隔代遗传、甚至数代后形成纯合子时才表现出来。比如某对夫妻，两人都没有兔唇，但是由于携带了兔唇的隐性基因，就有可能生下一名兔唇宝宝。

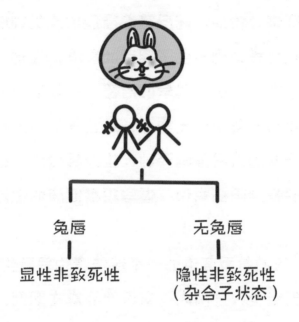

兔唇　　　　　　　无兔唇
　│　　　　　　　　　│
显性非致死性　　　隐性非致死性
　　　　　　　　　（杂合子状态）

　　当生物个体生殖细胞发生基因突变及染色体畸变后，有些可能会世代传递并经过自然选择过程在人群中固定下来，增加了人类基因库的"遗传负荷"，也就说明在群体中每个个体所携带有害基因的平均水平升高。

科学界对于遗传毒物危害的认识是不断加深且逐步走向成熟的，监管部门也是如此。

20 世纪以来，人类历史上已经历很多起遗传毒物通过被污染的环境、食品、药品等途径危害人类健康的事件。这些事件在世界范围产生了深远的影响，促进了相关法律法规的修订完善，更加科学的监管。在我们一代代医药人的专业书籍和一些科普读物上，这些事件不断被提及、被诉说，为行业内人员敲响警钟，也提醒公众增强自我保护意识，了解安全用药常识，倡导积极健康的生活。

下面，我们着重要讲的一个遗传毒物导致生殖细胞突变，从而引发世界范围内药害事件的真实案例，应该说对于我们每个人来说都是需要铭记的事件。

遗传毒性与致畸的关系——从"海豹儿"说起

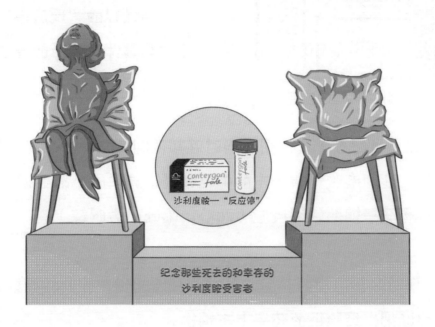

纪念那些死去的和幸存的
沙利度胺受害者

　　德国西部城市施托尔贝格，有一座叫作"生病的孩子"的雕像，雕像右边的椅子上空无一人；雕像的左边椅子上坐着一个孩子 —— 四肢严重畸形，斜靠着椅子、表情痛苦。

　　雕像下写着："纪念那些死去的和幸存的沙利度胺受害者"。

沙利度胺（Thalidomide），这是一个永远不会被人忘记的名字，是一度震惊世界的"反应停"、"海豹儿事件"背后的元凶。

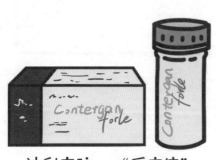

沙利度胺 — "反应停"

二十世纪五十年代初，当时联邦德国的格兰泰制药公司发现，沙利度胺具有一定的中枢神经镇静作用，能够抑制孕妇在怀孕早期的妊娠反应（恶心、呕吐、失眠等）。

那时联邦德国的药品监管才刚开始起步，因此轻而易举就可以把未经验证的药品上市销售。

1957 年，仅仅以几份实验室报告和证词为基础、仅仅基于简单的动物实验（现在看来非常不完善），格兰泰公司将沙利度胺以商品名"反应停"（只要服用了妊娠反应就停了，所以叫作反应停）正式投放市场，甚至在有些地区作为非处方药（OTC 药品）进行销售。

　　销售的同时,格兰泰公司展开了铺天盖地的夸大宣传,当时的广告语是:"没有任何副作用的抗妊娠反应药物""广大孕妇的理想选择"。

　　不到一年, "反应停"风靡世界 20 多个国家。

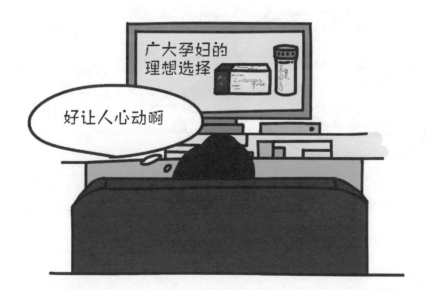

　　1960 年，梅里尔公司（Merrell）得到格兰泰公司的许可，获得了沙利度胺在美国的销售权，并向美国食品药品管理局（FDA）申请在美国上市。当时才加入美国 FDA 三个月的弗朗西斯·凯尔西（Frances Kelsey）博士，负责审批该项申请。

　　她回忆说，"这份药品申请报告漫无边际的夸大功效""报告中的安全数据让我吃惊，个人证词多于科学数据"。申请报告里根本没有孕期妇女使用后副作用的实验数据，动物实验数据也非常不完整。

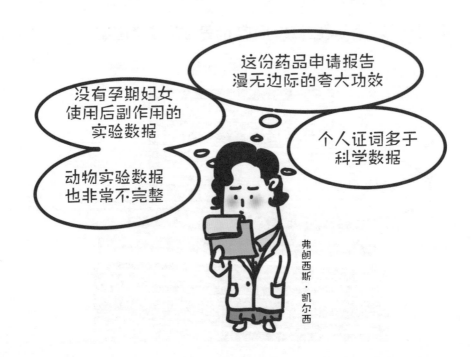

弗朗西斯博士拒绝了其上市申请，要求梅里尔公司拿出能证明"反应停"对孕妇（特别是孕早期）无害的数据。

梅里尔公司的代表气急败坏，指责审评员固执不懂变通、美国 FDA 太官僚、办事效率低下，并通过"说服"医学"权威"发声，鼓动社会妇女权益组织等等各种途径，向监管部门和审评员本人施加了巨大的压力。

根据后来美国 FDA 的解密资料显示，梅里尔公司先后 6 次向美国 FDA 提交上市申请，但弗朗西斯博士坚持没有批准沙利度胺在美国上市。

就在梅里尔公司与美国 FDA 僵持阶段，世界各地前所未有涌现出了新生儿"海豹肢畸形"的案例，新生儿畸形比率异常的升高。

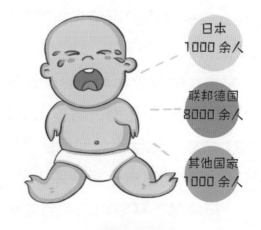

日本
1000 余人

联邦德国
8000 余人

其他国家
1000 余人

海豹畸形儿童

这些畸形新生儿，肢体发育不全、手和脚短得就像海豹的鳍直接连在身体上，被称为"海豹肢畸形儿"（以下简称"海豹儿"）。

随着越来越多"海豹儿"病例的报道，沙利度胺引起了医生和研究人员的注意。

在 1961~1962 年，澳大利亚和德国的科学家在《柳叶刀》（JAMA）上先后发表论文，公开警告沙利度胺和海豹儿流行的关系。

经过大规模的流行病学调查，最终证实这些不幸正是由于妇女在怀孕初期服用具有强烈致畸作用的药物 — 沙利度胺所造成的。

起初，制药公司对于这些警告保持了沉默，直到媒体公开报道后才迫于压力，将沙利度胺从各个国家陆续撤市，1961 年底，格兰泰公司撤回了联邦德国市场上的所有"反应停"，其他国家也很快停止了该药的销售。

"反应停"从争相购买到匆忙撤市，前后仅经历了 3~4 年时间，就是这短短的时间，给上万个家庭带来了无法弥补的伤痛。

124

　　值得一提的是，由于当时美国食品药品管理部门，尤其是负责对"反应停"审评的弗朗西斯博士注意到了"反应停"的潜在风险并坚持没有批准其在美国上市，从而使美国"逃过一劫"，这也造就了食品药品管理部门在民众中的权威与信赖。

　　1962 年，肯尼迪总统为弗朗西斯博士颁发了"杰出联邦公民服务奖章"。

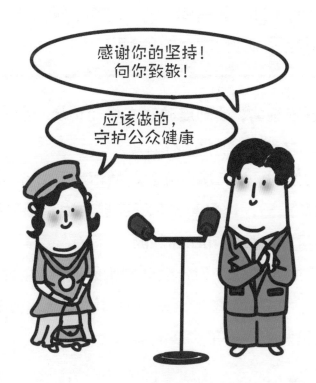

同年通过了世界药品史上最著名、最重要的法案《科夫沃—哈里斯修正案》——它授权食品药品管理部门不仅对新药上市前需要证明其安全和有效，而且市场上已流通的药品也必须通过同样严格的科学检验。

世界卫生组织（WHO）于 1968 年成立药物不良反应监测合作中心，也逐渐完善了药品的审批制度。

沙利度胺这简简单单一个化学药物，却为何引起了如此之大的危害？

经过调查证实，沙利度胺对人与动物的一般毒性极低，服用 14 克之多不会致人死亡。

大家可能对 14 克没有概念，就相当于 2 个可乐瓶盖那么多的盐的重量，这么多盐对于药品来说是很多的了，要知道药品可都是按照 mg 计数的。

但这么安全的它，为什么会产生如此严重的新生儿畸形？在此后的 50 多年里，无数的科学家就沙利度胺致畸性的作用机制，进行了广泛而深入的探索。

126

在正常情况下，基因上的生命密码，按照基因"指令"有规律地形成。从受精卵历经胚胎期、胎儿期，各种器官逐步发育形成。发育期间，不同的发育阶段，胚胎各器官对致畸因子呈现出不同的"高度敏感期"（我们有个专有名词叫作靶窗）。

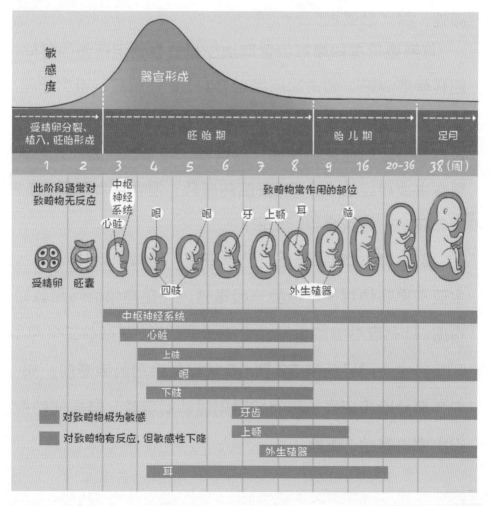

　　每个器官都有其特别的敏感时间，且敏感期相互交叉重叠。沙利度胺，正是能够通过胎盘直接作用于"敏感期"的胚胎，使这种正常发育器官的"指令"在某一部位受到干扰。

　　有关研究表明，沙利度胺对胚胎的毒性，有明显的时间性，即"敏感期"。

　　其严重程度和畸形位置取决于母亲在使用药物的时候已怀孕多少天。如末次月经后 34~38 天服药，可引起无耳畸形与颅神经的畸形；如末次月经后 36~45 天服药，可引起心脏与血管的畸形；而缺臂、短脚的"海豹儿"则是在末次月经后 38~47 天服药所致；但在末次月经 50 天后服药，一般不会引起畸形。

　　这些详细的结果表明，"反应停"造成的胎儿畸形，主要不是药物对于母体的一般毒性，而是药物的强烈致畸作用。沙利度胺的副作用发生于怀孕初期（孕期前三个月）。怀孕时末次月经后第 35 到 50 天是其作用的敏感期，如果怀孕的准妈妈在这段时期服用过沙利度胺，其后代畸形发生率可高达 100%。

在这段"敏感期"，沙利度胺又是怎样导致畸形的呢？

2018 年，美国科学家证实了沙利度胺会促进转录因子的降解，其中包括一种叫作 SALL4 的转录因子。

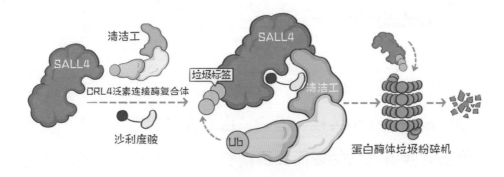

SALL4被降解

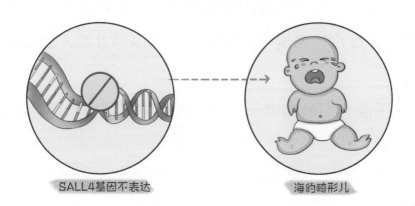

SALL4基因不表达　　　　　　海豹畸形儿

SALL4 的降解会影响胎儿四肢发育相关基因（Shh 和 Fgf8 等）的表达，从而干扰胎儿的肢体以及其他方面的发育，其结果与沙利度胺导致的胎儿畸形和器官缺陷的状况一致。

科学家们通过不懈努力，终于向完全解开这个困扰无数人的谜团更进一步。

通过上面的例子，广大读者们应该已经了解基因突变与遗传性疾病相关性的问题，也应该了解为什么人们对于基因突变是这么的望而生畏。

但是，各位读者也不用太过恐慌，并不是我们一碰到遗传毒物，就一定会出现这些毒性反应的症状。遗传毒物还是要在人体内累积达到一定的量以后才能产生毒性反应。

下面我们就来讲一讲遗传毒性与暴露量之间的关系。

　　早在 15 世纪，毒理学的科学家就提出："所有的物质都是毒物，没有不是毒物的物质。正确的剂量才使得毒物与药物得以区分"，进而归纳总结出了"剂量决定毒物"的至理名言。

　　当代毒理学家是这样评估物质的风险的："确定了危害因子之后，风险评估的第二步就是危害特征描述(hazard characterization)。"

　　此时，我们通常会有两个模型（这里所说的模型可不是拼图玩具，而是用来描述风险的数学模型，就跟我们高中数学中讲的抛物线与二元一次方程一样）来描述—有阈值化合物模型和无阈值化合物模型。

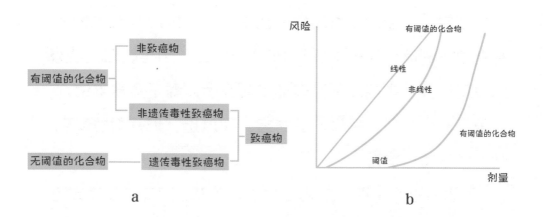

a　　　　　　　　　　　　　　　b

有"阈值"化合物的剂量与毒性

第一种危害特征描述模型是相对于"有阈值的"毒物。

这样的毒物的特点是它的"剂量－反应"关联性，在产生危害之前，有一个"阈值"。有"阈值"化合物的剂量－反应曲线通常为非线性的 S 形曲线。在阈值以下，将不会产生有害效应或不能测得有害效应。

通俗来讲，在摄入量低于阈值的时候，不会对人体产生危害，只有摄入量高于阈值才会对人体产生危害。大部分的非致癌物都属于"有阈值"的毒物。

举几个例子：

食盐，适当摄入是完全没有毒性的，我们不但日常会吃一些盐，还会给病人输生理盐水。每天摄入 5 克以内的盐有益于健康，而一次服用 200 克以上，则可能因食盐吸水作用所致的电解质严重紊乱引起死亡。对于食盐来说，如果不考虑剂量，硬说吃盐有害，那就是"抛开剂量谈毒性"，不符合实际。

再比如砒霜（即三氧化二砷），人口服 10~15 毫克可

132

致急性中毒，口服 60~300 毫克可致死，但是，成人每日口服 12~25 微克的砒霜却可以用于治疗白血病。

还记得"番茄和虾一起吃，有毒似砒霜"这个经典谣言吗？这个谣言的毒理基础就在于砷被氧化后的急性毒性。虾里面微量元素种类很多，其中就有五价砷，当五价砷遇到维生素 C 就会发生氧化反应生成三氧化二砷（砒霜）。然而从"量"上看，恐怕要吃上 1 吨以上的虾和西红柿才能生成足以让人中毒的砒霜量。

就这类毒物的毒性而言，它是有阈值的，低于阈值，它是无毒的，所以结合剂量去讨论这类毒性是很重要和必须的。对于这类毒物，我们会在阈值的基础上，确定"安全剂量"，来提供摄入量的参考。

无"阈值"化合物的剂量与毒性

第二种危害特征描述模型是针对"无阈值的"遗传毒物的。此类物质包括具有遗传毒性的致癌物质和生殖细胞致突变物质。他们同样有"剂量 – 反应"关联性，但是没有阈值，任何剂量都有致癌风险。

遗传毒物与机体 DNA 发生反应，启动细胞癌变，低剂量水平上的 1 次暴露（吸了一口二手烟）、遭遇 1 个遗传毒物分子，如果"恰巧"命中了原癌基因或者抑癌基因，又"恰巧"未被及时修复或清除，"恰巧"使细胞癌变并导致了癌症，从理论上讲，这是完全有可能的。

通俗来讲，对这类遗传毒物，即使只是摄入一点点，都会有机会对人体产生不可恢复的危害。这种危害和前一种吃食盐的危害是完全不同的。如近期关注度极高的亚硝胺类、黄曲霉素、马兜铃酸等，他们都可能与 DNA 结合，形成 DNA 加合物，可能导致与癌症相关的基因突变。

对此类遗传毒物的致癌性，我们实际上是找不到一个低于某个剂量就为"0 毒性"的绝对"安全剂量"的—就像我们从来无法得知，每天抽不超过几根烟，就不会得肺癌。

可能有人会说，那这种致癌的遗传毒性，就是与剂量无关。

这也是不正确的。

虽然在谈论遗传毒物的无阈值的毒性时，"抛开剂量谈毒性"并不是完全的准确，但仍然有重要的指导意义——虽然低摄入是有机会对人体产生危害的，没有"安全剂量"

不代表危害和剂量无关，因为产生危害的风险"概率"仍然和剂量是有关的。

　　癌症的发生存在一个概率问题，接触各种致癌的遗传毒物不会让人立刻患癌，也不一定会让人患癌，但每次暴露都增加患癌的风险。

　　发生突变的机会越多，突变积累越多，患癌的概率也越大。这就和买彩票一样。摄入量低的时候，就像买了一张彩票，是有"中奖"的概率、但是非常小·（手气背那也是没有办法）。

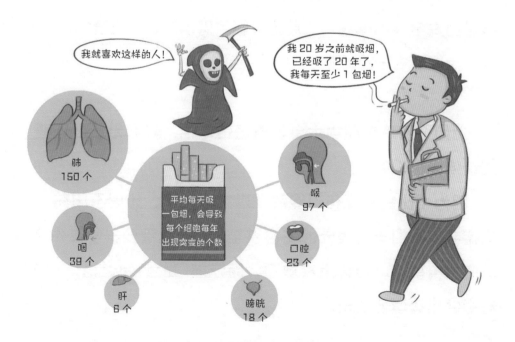

摄入量高或者接触频率高的时候，就像你买了一大堆的彩票，"中奖"的概率自然就高了 —— 这正如我们已经知道，长期大量吸烟的人群，肺癌发生率比其他人群高几十倍。

我们生活的环境中，不可避免会接触到遗传毒物，全部一刀切的"洁净"环境是不存在的。

但是对于已经明确被识别的这类毒性物质（尤其是已经公认的一类致癌物中，和不良生活习惯密切相关的），最好还是能够尽量避免接触，减轻暴露，降低风险。

同时我们也应该认识到，对于遗传毒性，安全是相对的，绝对的安全并不存在。"危害"和"需求"，"风险"和"收益"之间要有一个权衡。

例如个别抗癌药物本身也有遗传毒性，我们为什么还要继续使用它呢？

因为相比较抗癌药引发的"潜在风险"，如果不用药，疾病会给我们带来更大的伤害甚至死亡。这需要科学工作者、政府决策部门、相关生产部门、医疗部门的共同讨论，综合考虑做出科学的决策。

136

科学家们对于遗传毒物致突变作用、致畸、致癌性的研究延续了几百年。

　　如今随着认识的深入、监管的进步以及法律法规的完善。我们再也不会重复"反应停"时面对遗传毒物的无知、无助、无奈。

　　在当前，制药公司在药品上市前、上市后应该承担哪些责任被热烈讨论，大众逐步认识到，在药品上市前，基于良好的科学标准的实践检验，是用药安全不可缺少的一部分。

　　这个科学标准的基础不是单纯的个人印象，不是权威人士的保票，而是"充分的""有良好对照的""安全性及有效性的"科学实验数据。药品上市后关于非预期事件、严重事件以及群体事件等的药物警戒工作在国内也越来越受重视。

　　虽然，目前我们还不能说已经完全掌握了药品中遗传毒物的信息，但是至少可以说我们已经有了一定的认识，并且为进一步深入的认识和质量控制奠定了基础。

📁 目录

名称	页码

📁 遗传到底是怎么回事   1

📁 什么是遗传毒性   33

📁 药品中常见的遗传毒性杂质有哪些   138

什么是遗传毒性杂质   138

亚硝胺   144

黄曲霉素   162

药品中遗传毒性杂质是如何监管的   182

收起 ▲

START   📁 目录

想要了解药品中的遗传毒性杂质，我们先要知道什么是药品的杂质。

药品中起主要药效作用的成分为主成分或有效成分，而主成分或处方成分之外的物质则为杂质。

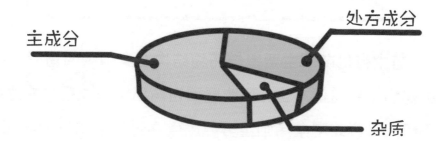

这些杂质有的是在主成分生产工艺中引入或产生的，有些是在药品贮存过程中产生的。有的是有毒副作用的，有的虽然本身无毒副作用，但影响药品整体的稳定性和最终疗效的。

在药品监管领域有个很著名的国际组织，ICH（国际人用药品注册技术协调会），他们把药品中的杂质分为三大类：有机杂质、无机元素或元素杂质、残留溶剂。

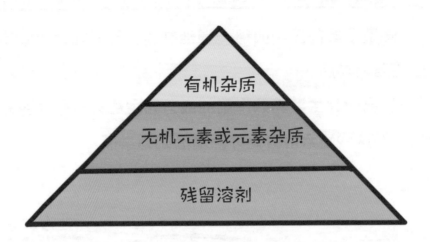

其中有机杂质主要是与药物结构自身相关的物质，可能是药品生产过程产生，可能是因为药品储存过程中产生的。无机元素或元素杂质则主要是由生产过程中引入的金属催化剂或无机盐组成，残留溶剂则主要是生产中使用的一些有机溶剂，清除不彻底所导致的。

在这些种类药品的杂质中，对人类威胁最大的杂质之一就是遗传毒性杂质。

140

它是指能引起遗传毒性（前面我们已经介绍过了）的杂质，它可能是残留溶剂，可能是有机杂质，也可能是具有致突变性的金属元素等。

　　它在较低浓度水平时就可能直接引起 DNA 的损伤，导致 DNA 突变，从而可能引发癌症的遗传毒性杂质。这类杂质不同于药品中的一般杂质，极微量水平即能诱发 DNA 突变。

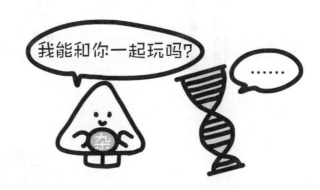

　　下面我们将分别以两种代表性的遗传毒性杂质为例。说到亚硝胺类遗传毒物，我们不得不从一起投毒案件说起。

　　相信大家还记得当年备受瞩目的复旦投毒案。

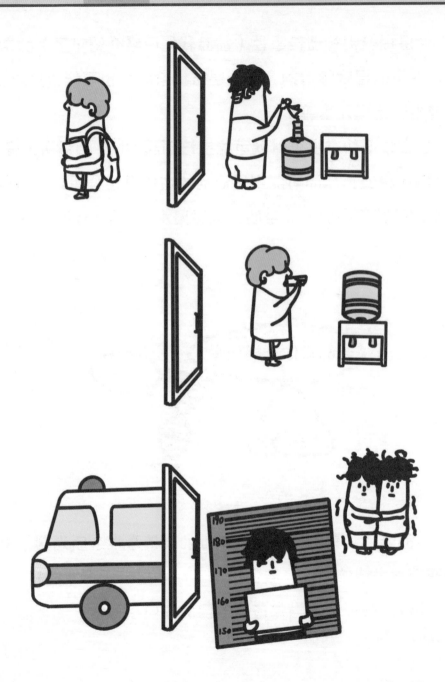

142

亚硝胺的发现要追溯到 20 世纪 50 年代，在 1956 年，英国的两位科学家 Magee 和 Barnes 发现了二甲基亚硝胺具有致癌性，首次引起了人们对于这类化合物遗传毒性的重视。

　　至今已发现的 300 余种具有相似结构特征的亚硝基化合物中有 90% 以上都能够诱发动物产生肿瘤。

　　科学家们目前已经能够在与人类亲缘关系最近的猿类和猴类当中证明了亚硝胺的致癌作用和遗传毒性。

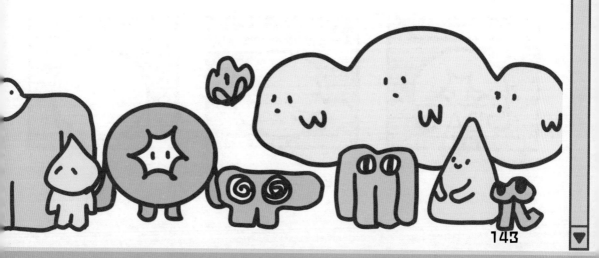

　　但是由于缺乏人体内的数据，尚无法直接证明亚硝胺在人体内的毒性。

　　正因为缺乏直接的人体内致癌证据，亚硝胺目前只是被世界卫生组织归类为 2A 类致癌物（所以针对亚硝胺的问题，大家不必过于恐慌，前面的章节中，我们已经跟大家解释了质变的过程需要量变的积累，致癌也不是一天就产生的。更何况，烟和酒都属于危险性得到确认的 1A 类致癌物，但是仍然有那么多人对它们趋之若鹜）。

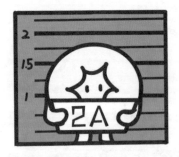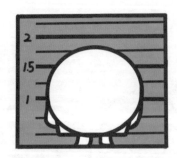

2A 类致癌物

正如我们之前介绍过，有些化合物本身不具有致癌性，但是进入到动物体内经过代谢会产生致癌性物质。

亚硝胺就是这类物质，在体外环境中，亚硝胺是非常稳定的，不太容易降解成其他物质，这也是为什么在大气环境下，风吹日晒雨淋都不能把它消灭掉。一旦进入体内就容易被肝脏代谢后转化为具有高度致癌性的烷基偶氮羟基化物，产生致癌作用。

既然亚硝胺的危害如此之大，我们到底应该如何避免受到它的迫害呢？

在回答这个问题之前，想先跟大家介绍一下，究竟这种亚硝胺类物质都有哪些来源。亚硝基胺类物质广泛存在于人类的生活环境中，在大气、水、土壤、食品、烟草、农药和药物中都存在微量的亚硝胺类。如果说亚硝胺在环境中无处不在也不为过。

总结起来，我们日常生活中能够接触到的亚硝胺主要有四个方面的来源。

来源 1：空气

　　城镇中的空气质量是近年来备受关注的话题，大多数人都已经养成了不在手机 APP 中看气温，而是去关注一下每天的 PM2.5。

　　实际上，除了 PM2.5 外，空气中飘浮的亚硝胺也是我们应关注的问题。尤其是在工业化程度较高的大城市，更应如此。

　　关于这个问题，先来简单算一道数学题，一般情况下，我们每人每天会吸入 $30m^3$ 空气，每天按照 8 小时工作制，工作环境周围的亚硝胺浓度为 $0.1\mu g/m^3$，那么每天每位工人吸入的亚硝胺是多少呢？

　　答案是 1 微克。

　　1 微克是个什么概念，1 根 1 厘米长的头发重量约为 100 微克，1 微克就是其百分之一，可见 1 微克是不是很少。

146

有人会说，这么小的量应该不会有什么致癌性吧。大错特错，国际上普遍认可的亚硝胺的安全摄入量是 0.096 微克／天，可见我们环境中超过 0.1 μg/m³ 的亚硝胺，就很可能对我们的健康造成危害。

日常环境中空气质量如何，从下面表格中的数据，也许大家就能看清楚。

工业区	亚硝胺种类	浓度（μg/m³）
化学工业区	NDMA	0.02-0.46
肼生产工厂	NDMA	1-36
制革厂	NDMA	47
橡胶厂	NMOR	250
香烟污染的室内	NDMA	0.01-0.24
柴油机曲轴箱	NDMA	0.5
排放的废气	NMOR	1.4

橡胶厂、制革厂、肼等化工原料厂环境中的亚硝胺都远超健康范围。

柴油机排放的废气中也含有较高的亚硝胺，被香烟污染的室内也有可能出现较高含量的亚硝胺。

这些亚硝胺挥发性较强，极易被人体吸入，又由于亚硝胺具有良好的水溶性，容易与肺泡融合，所以大气中吸入的亚硝胺十分易于随呼吸道进入肺部，在肺部蓄积，久而久之就容易对肺部产生较大的毒性。

来源 2：化妆品

爱美之心，人皆有之。随着人们生活水平的不断提高，各类化妆品已经成为生活中的必需品。

我们知道的是化妆品能够带来美丽，但是我们不知道的是在化妆品中也是有亚硝胺这个大魔头的。有人也许会说，外敷的化妆品，又不去吃，有什么好怕的。

148

实则不然，亚硝胺是可以经皮肤吸收进入人体内的，科学家通过实验发现，当人的皮肤接触到化妆品后，经过一段时间的吸收、代谢过程，在尿中都可以检出 $N-$ 亚硝基二乙醇胺 (NDELA)。

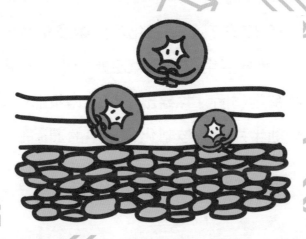

化妆品中的亚硝胺一方面来自于原料，另一方面是在化妆品生产和放置过程，各种原料和辅料中含氮化合物（如胺类）经过亚硝化反应所产生，这也是亚硝胺的主要来源。

例如，几乎所有的化妆品都要用到的增稠保湿剂三乙醇胺，在一些不合格产品中的三乙醇胺中会含有的较大比例的二乙醇胺，虽然三乙醇胺亚硝化非常缓慢，但是二乙醇胺却极易被亚硝化，产生相应的亚硝胺类遗传毒物。

化妆品中的亚硝胺污染已逐渐成为大家（尤其是爱美人士）关注的热点。

早在 1979 年美国 FDA 已关注化妆品 NDELA 的含量，1993 年直接限定在防晒品 NMPABAO 的含量不得超过 600ng/kg。

欧洲也从 1987 年开始限制化妆品中亚硝胺的含量。

我国在《化妆品卫生规范》中已明确将亚硝胺列为化妆品组分中的禁用物质，并给出了相关化妆品中亚硝胺的检测方法，帮助生产企业控制化妆品中的亚硝胺。

来源 3：食品

在城市中，我们身边有许多上班族，承受着房子、车子、上有老、下有小的生活压力，主动或被动的选择"996"工作制，已经成为很多人（尤其是在北、上、广等大城市生活的人们）的常态。

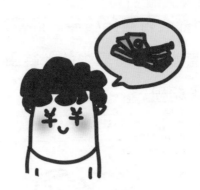

　　长时间快节奏的生活，无法正常吃顿家常便饭，吃点灌装泡菜或肉制品，煮上一碗方便面，表面上看这样做既方便又省钱。

　　其实不知不觉中，这些不当的饮食习惯可能会导致一些看不见摸不着潜在的化学致癌物质（如亚硝胺类物质）日复一日的影响着你的身体健康。

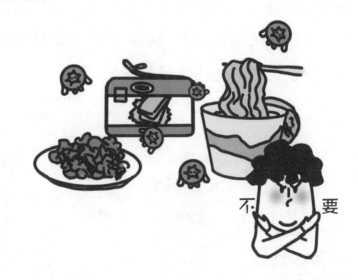

不　　要

　　这些食品中都会有亚硝酸盐，亚硝酸盐自身也是常用的添加剂，主要能够抑制食品中的一种剧毒性细菌 —— 肉毒杆菌，作用非常明显。

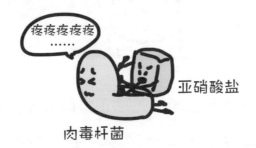

肉毒杆菌　亚硝酸盐

　　但是，这些亚硝酸盐一旦遇到腌制的肉制品或者其他胺类物质（比如蛋白质、氨基酸等），那真是"老乡见老乡，两眼泪汪汪"。两者迅速一拍即合，通过发生化学反应，产生具有遗传毒性的亚硝胺。人体从食品中摄入的亚硝胺几乎都是通过这样的途径获得的。

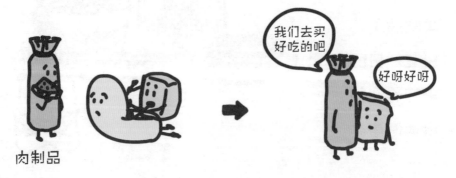

肉制品

152

天气　晴
某月某日

　　其实，我国食品监管机构始终坚持着"民以食为天，食以安为先"的基本原则，一直高度重视食品安全事件。对于具有较强遗传毒性的亚硝胺类物质更是给予了高度关注。

　　在多项食品安全相关国家标准中均对亚硝酸盐等能够产生亚硝胺的因素做出限定。如《食品中污染物限量》（GB2762—2005）规定了食品中亚硝酸盐限量，规定腌菜的最高限量是20毫克/千克；《食品添加剂使用标准》（GB2760—2014）规定，亚硝酸盐仅允许用于肉制品，并规定了每一类食品所能允许添加的最大量（除西式火腿70毫克/千克、肉罐头类50毫克/千克，其他均为30毫克/千克），所以请广大读者放心，只要你的饮食习惯健康，就不用过度担心食品中亚硝胺的风险。

153

来源 4：药品中的亚硝胺

除了需要关注这些以外，药品中的亚硝胺作为我们这部书的主角，也是近年来，全世界关注的焦点问题。

首先来介绍一下，它们是怎么被发现的呢？

"有心栽花花不开，无心插柳柳成荫"，是科学界许多重大发现产生的原因。

如果不是弗莱明细菌实验做到一半去度假了，应该今天就没有青霉素和抗生素出现。如果不是汤马斯亚当在寻找橡胶替代品时，多次失败，沮丧至极，也就不会吃了一口橡胶失败替代品后，开创了全球第一家口香糖品牌。如果不是辉瑞公司在开发心绞痛药物失败后，偶然间注意到中年男性志愿者交药的积极性不高（因为他们自己发现了这个心绞痛疗效不好的药物，对于某些方面作用却特别明显），就不会有"Viagra"的出现。没有这些个偶然，科学就不会迭代发展。

154

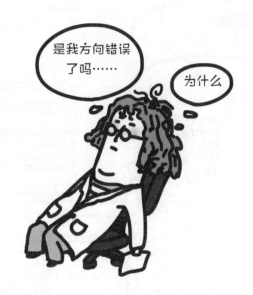

药品中的亚硝胺同样如此。

　　几年前，并没有人意识到药品中也会有亚硝胺类物质。直到有一天检验人员在对一种降压药缬沙坦进行最常规的残留溶剂检查时，发现有一个未知的信号，原本以为只是一种未知结构的溶剂而已，但是本着科学严谨的态度，他对这个信号峰进行了化学结构的鉴定工作，没想到，一石激起千层浪，药品中的亚硝胺问题就此展开。

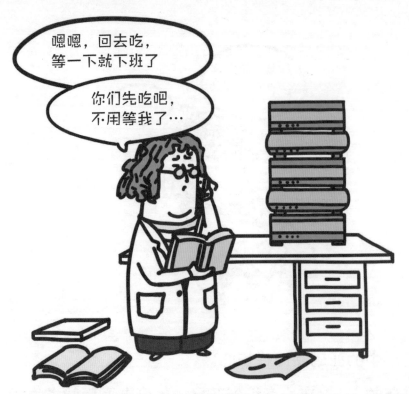

　　随着研究的深入，人们陆续在其他药物中也发现了亚硝胺杂质。雷尼替丁、二甲双胍等一系列常用药被列入了重点关注的名单。

　　那么究竟这些亚硝胺是怎么来的呢？想要明白这个问题，我们就需要先要明白一片药是怎么来的。

　　一个药片其实并不简单。除了有效成分（原料药）以外，还有许多种不具有治疗作用的其他成分，我们简称辅料（顾名思义就是辅助材料）。

156

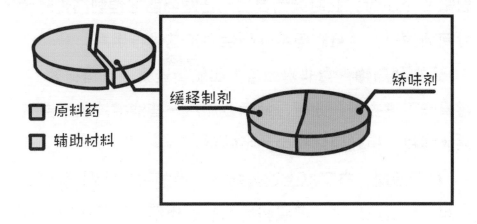

药片组成成分

有人也许会问了，既然这些辅料都不是有效成分，还用他们做什么？

这些辅助材料可不是一点作用都没有的。他们对于药物在人体内的吸收具有至关重要的作用。

有些可以让药物在体内的停留时间更长，这样原本需要一天吃 3~4 次的药物，一天只吃一次就够了，这种制剂就叫作缓释制剂，与之对应的就需要加入能够减慢药物释放时间的辅料。

还有一种更为高级的制剂，可以把药物进入人体内的时间像钟表一样准确，说 2 小时匀速释放完全，绝不会拖到第 5 个小时，此时就需要加入特定的能够控制药物释放时间的辅料，并且利用特殊的生产工艺进行生产。

还有的药物，它非常的苦（比如黄连素），再有效，可是吃不进去啊。此时，就需要加入一些能够掩盖不良气味的辅料，也就是辅料中的矫味剂。

有了原料，有了以上这些辅料，再就是把他们混合到一起，制成药片了。但是药片的制成也不是简单的混合就可以了，而是需要通过连续的加热、干燥等过程的。

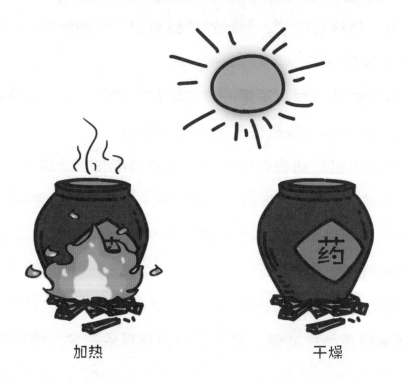

加热　　　　　　　　　　干燥

158

那么这里面就出现了三个有可能影响药物生产质量的要素，原料、辅料和生产工艺。那么在药物生产过程中是否产生亚硝胺，也主要是由这哥仨决定的。

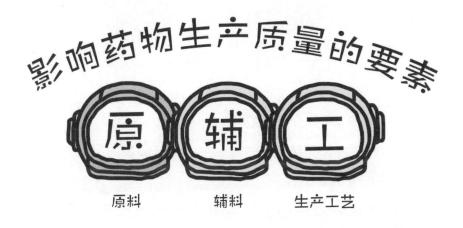

影响药物生产质量的要素

原 辅 工

原料　　　辅料　　　生产工艺

有些药物的原料药自身就能发生降解产生亚硝胺，这类药品在生产、储存和运输的过程中就需要特别注意，运输的温度过高（比如夏天，在某些著名的"火炉"城市长时间运输）、储存条件不当（本应是放在冰箱储存的，没有按照要求存放）都会造成原料药的降解，产生亚硝胺。

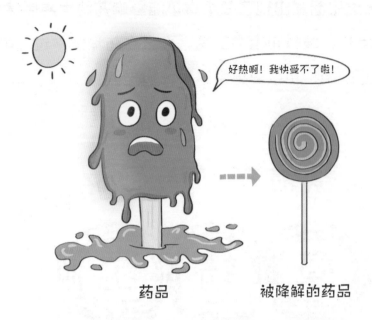

好热啊！我快受不了啦！

药品　　　　　　　　　被降解的药品

　　有些药物是原料药与辅料能够发生相互作用，导致原料药或辅料产生亚硝胺，这类药物中的亚硝胺实际上是可以避免的，在原料药没有办法改变的情况下，可以通过更换其他种辅料，使他们不发生相互作用，就不会产生亚硝胺了（就好像两个士兵，能够相互配合，就能够并肩作战，共同战斗，反之就是一盘散沙）。

　　有些药物是药品生产工艺不当导致产生亚硝胺。

　　比如生产工艺中的水不合格（水里面含有亚硝胺），

160

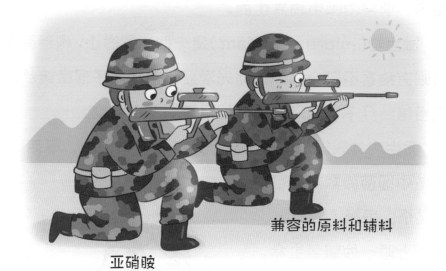

兼容的原料和辅料

亚硝胺

再比如生产工艺中的某些化学试剂能够经过化学反应过程产生亚硝胺等，通常情况下，由此产生的亚硝胺是可以通过工艺的改进完全避免的。

除了这些亚硝胺的产生途径以外，还可能存在目前人们尚未发现的其他可能途径，相信在世界各国药品监管部门和研究人员的不断努力下，药物学家们对于药品中亚硝胺的认识会不断深入，避免药品中亚硝胺的危害终将指日可待。

另一类必须要关注的药品中的遗传毒性物质就是黄曲霉素，他是由微生物产生的。

微生物（microorganism）是一群体型微小、构造简单、肉眼直接看不见，必须借助光学显微镜或电子显微镜放大几百倍、几千倍至几万倍才能看见的微小生物。

微生物体积微小，比如在一块健康的农田中，每克土壤中细菌的数量约可达 3 亿个。虽然，人类是地球上唯一的智慧生命，但是没有微生物人类也同样无法生存。

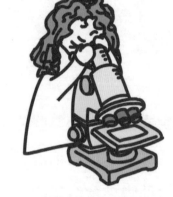

所以，科学家普遍存在一个共识，无论是过去还是未来，地球的主宰都不是人类，而是微生物。

以细菌和病毒为代表的微生物对人类的发展影响深远。细菌肥沃了土壤，分解了污染物，驱动了地球表面的碳、氮、硫、磷循环，把这些元素转换成了可以为动植物利用的化合物，再分解有机体，把这些元素送回各路循环。

它们通过光合作用，利用太阳能，成为地球上第一批能自己制造食物的有机体。它们把氧气作为代谢废气排出体外，彻底且永久改变了地球的大气组成。

　　多亏了它们，我们才能生活在一个富含氧气的世界中。

　　直到今天，我们呼吸的氧气至少有一半都贡献自海洋中能进行光合作用的细菌。

　　在日常生活中，水果变成了醇香的美酒，豆腐变成了香软的豆腐乳，牛奶变成了爽口的酸奶，这也都是微生物的力量。

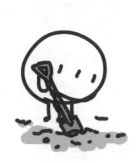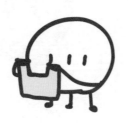

　　当然，除了这些有益的方面，作为对于入侵者（人类）的惩罚，微生物也时刻对人类实施着报复计划。

　　在人类疾病中有 50% 是由细菌、病毒等微生物引起。

　　世界卫生组织公布资料显示：细菌、病毒等导致传染病的发病率和病死率在所有疾病中占据第一位。比如最近肆虐全球的新型冠状病毒，对于我们人类的伤害是巨大的。

　　微生物导致人类疾病的历史，也就是人类与之不断斗争的历史。

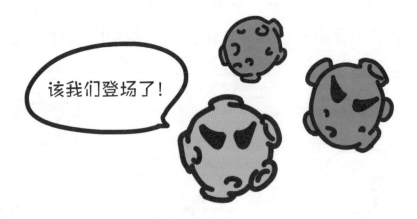

该我们登场了！

　　微生物虽然个头小，但是它们也会有意无意地通过产生一些毒素来宣誓自身主权的存在。

　　微生物产生的毒素包括内毒素和外毒素两大类。

　　内毒素是存在于一些细菌细胞壁外膜中的脂多糖成分，它对于维持细菌外膜的屏障功能以及在革兰阴性菌感染的致病机理中起着十分重要的作用。同时他既可表现出毒害作用，比如致死毒性、发热反应、内毒素血症与内毒素休克等。还可以呈现显著的有益作用，如抗肿瘤作用、增强机体非特异性免疫力等，是一种多功能的化学物质。

而微生物在生长繁殖时，对外部的营养物质进行分解和合成，代谢产生一些新的有机化合物，这些代谢产物种类很多，不同微生物有不同的代谢产物。

这些代谢产物包括为人类所用的预防和治疗疾病的药物，比如拯救了无数人类的抗生素等。

同时，微生物也会通过代谢产生一些毒素，也就是外毒素。外毒素是致病菌展现出毒性作用的关键。

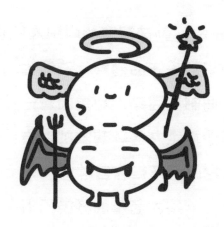

"一半天使一半魔鬼"的微生物

所以说微生物的性格还是很复杂的，既有许多对人类有益的方面，也有许多对人类有害的方面。

微生物界中，真菌就是巨无霸一般的存在。

在真菌家族中又有一位加工"能手"，叫曲霉。由于曲霉具有分解基质中有机物的绝招，已有 60 多位成员在酿造业和食品加工中发挥着重要作用。

早在二千多年前，勤劳智慧的中国人已懂得依靠曲霉来制酱造醋。中华数千年的酒文化传承也离不开曲霉的帮助。我国特有的调制品豆豉，也是曲霉分解黄豆的杰作。现代工业则利用曲霉生产各种酶制剂、有机酸，以及农业上的糖化饲料。它的菌落带有各种颜色，黄曲霉、红曲霉、黑曲霉等曲霉菌，就是由菌落的颜色而得名。

166

真菌

曲霉

黄曲霉

　　而本章主要给大家介绍的"主角"是曲霉家族中一个"危险分子"——黄曲霉。

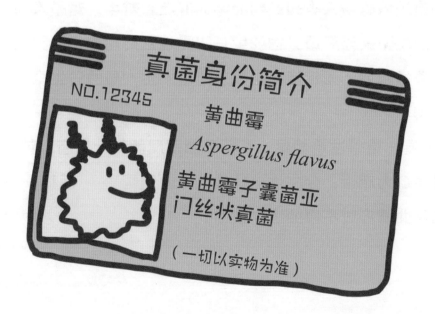

真菌身份简介

NO.12345

黄曲霉

Aspergillus flavus

黄曲霉子囊菌亚门丝状真菌

（一切以实物为准）

首先，我们来介绍下黄曲霉（ *Aspergillus flavus* ）的出身。黄曲霉子囊菌亚门的一种丝状真菌，广泛分布于世界各地，是曲霉菌真菌中最为常见的种。黄曲霉由于黄曲霉孢子色素而呈现黄色。

不同于家族中的其他成员，它劣迹斑斑的行为，经常出现在新闻当中。

黄曲霉在适宜的条件下，可以侵染生长过程中或收获后的农作物，尤其是对油料作用的种子危害最为严重。

黄曲霉本身可以引起人类和动物多个器官的真菌感染，时刻直接威胁着人类和动物的身体健康。其中，对于人类肺部的感染最为严重。它的生长和无性发育与曲霉属其他真菌非常相似，无性发育主要是通过产生大量的分生孢子进行繁殖。

但是，值得注意的是，不同于曲霉属的其他真菌，黄曲霉生命力顽强，会产生一种抗性休眠结构 —— 菌核，帮助黄曲霉度过不良的生存条件。

168

但是，使黄曲霉素最为臭名昭著的还并不是它本身的致病性，而是他能够产生一种迄今为止致癌性最强的化合物 — 黄曲霉毒素（latoxin）。

　　谈到黄曲霉毒素，还需要从英国火鸡中毒事件说起。1960 年英国 10 万只火鸡发生中毒死亡。

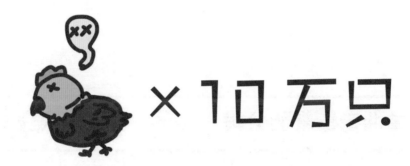

　　对火鸡解剖发现存在广泛肝细胞坏死、出血和胆管增生，称"火鸡 X 病"。研究证明，掺入火鸡饲料中的花生粉含有极强的毒素。

　　1961 年证实产毒病原菌为黄曲霉，因此命名该毒素为黄曲霉毒素。同年，科学家证明了黄曲霉毒素能诱发大鼠产生癌症，因此引起了科学界广泛的重视。

　　此后，我国广西地区流行一种猪的"黄膘病"。

　　20 世纪，印度西部 200 个村庄的村民由于食用雨水过多造成霉变的玉米，而发生黄曲霉毒素中毒事件，此事件中 397 人发病，死亡 106 人。

　　黄曲霉毒素毒性强、分布广，下面，我们从黄曲霉毒素的分类、危害、检测、防控及治疗等几个方面进行介绍。

黄曲霉毒素的分类

　　自 20 世纪 60 年代以来，发现的黄曲霉素毒素的种类至少有二十几种。它们的化学结构十分相似，基本为一个双呋喃环和一个氧杂萘邻酮，前者是毒素的基本结构，后者与其毒性密切相关。

　　黄曲霉毒素在紫外线的照射下发出强烈的特殊荧光。根据其发射荧光颜色的不同，黄曲霉毒素可分为 B 族和 G 族两大类。

170

B 族与 G 族最大的区别在紫外线 365 nm 照射时，B 族黄曲霉毒素所发射荧光波长为 425 nm（蓝色荧光），G 族黄曲霉毒素为 450 nm（黄绿色荧光）。

B 族黄曲霉毒素　　　　G 族黄曲霉毒素

　　其中 18 种黄曲霉毒素的化学结构已经明确，分别命名为黄曲霉素毒素 B1、B2、G1、G2、M1、M2、B2a、G2a、寄生曲霉醇（B3）、黄霉素毒醇（RO）、P1、Q1、BM1、GM1、GM2 等。其中，最常见的 6 种黄曲霉毒素为 B1、B2、G1、G2、M1、M2。而在这 6 种中，前 4 种为自然界中存在的，黄曲霉毒素 M1 和 M2 是人类或哺乳动物摄入黄曲霉毒素 B1、B2 后经过体内循环代谢产生的。

　　这类毒素毒性强，但是结构却比较稳定。

　　加热到 237～299℃才会分解，因此烹调中一般加热不能破坏其毒性。

产生黄曲霉毒素最基本的条件是产毒真菌的存在。经过大量实验证明，能够产生黄曲霉毒素的真菌不仅有黄曲霉还有寄生曲霉等。此外，还需要合适的宿主和环境条件。因此，黄曲霉毒素的产生需要"天时地利和人和"，即是霉菌、宿主和环境条件三者相互作用的结果。

首先，得有黄曲霉或其他能够产生黄曲霉毒素的真菌存在；其次有合适的宿主或基质，比如油料的种子（花生、大豆等），最后是合适的环境条件。

黄曲霉的生长温度范围是 12～48℃，最适宜的生长温度是 29～37℃。最低繁殖温度是 6～8℃，最高是 44～46℃。目前研究表明，黄曲霉在 29℃产生黄曲霉毒素最多，而在 37℃黄曲霉生长速率最快，但是基本不产毒。因此，温度能够显著影响黄曲霉毒素的合成。由于黄曲霉毒素的生成和温度、湿度等环境密切相关。因此区域环境可以明显影响黄曲霉毒素的含量。

我国幅员辽阔，植物个体在不同环境下污染黄曲霉毒素的水平不一致。黄曲霉菌的分布呈现明显的地域特征，

172

不同生态区土壤中黄曲霉菌的菌落数和检出率均存在显著差异。在我国，黄曲霉毒素的污染潜在风险最大的地区为长江流域，其次是东南沿海，最小的生态区为东北地区。

　　由于黄曲霉毒素毒性很强，且存在极为广泛，在土壤、动植物及一些农作物中及在家庭自制发酵食品、未能及时晒干或储藏不当的粮食中也容易产生，因此对制药行业（中药）、食品安全、种植养殖业，均造成了严重危害。

黄曲霉毒素的危害

当人类摄入被黄曲霉毒素污染的食物后，其经过消化道吸收后主要分布在肝脏。黄曲霉毒素在人体内经过代谢后产生的代谢产物同样具有致癌和致突变作用。

食用被黄曲霉毒素污染的食品后，前期可出现发热、腹痛、呕吐、食欲减退，严重者在 2~3 周内出现胆管上皮细胞增生，肝脾肿大，肝区疼痛，皮肤黏膜黄染，腹水及肝功能异常等肝中毒症状，也可能出现心脏扩大、肺水肿，甚至痉挛等症状。

黄曲霉毒素 B1 的半数致死量为 0.36 mg/kg 体重，属于特剧毒的毒物范围。

国家禁止企业使用被严重污染的粮食进行食品加工生产，并制定相关的标准监督企业执行。在发展中国家，食用被黄曲霉毒素污染的食物与癌症的发病率呈正相关性。

亚洲和非洲的疾病研究机构经研究认为，食物中黄曲霉毒素与肝细胞癌变呈正相关性。长时间食用低含量的黄曲霉毒素，被认为是导致肝癌、胃癌、肠癌等疾病的主要

174

原因。

各种黄曲霉毒素中，黄曲霉毒素 B1 的毒性最大、致癌性最强，因此，他的危害最为严重。它能够干扰 RNA 和 DNA 的合成，从而干扰蛋白质的合成，诱发癌症。

由于黄曲霉毒素 B1 的强致癌性，其基因毒性是二甲基亚硝胺（NDMA）的 75 倍，3,4- 苯并芘的 4000 倍。

因此，1993 年国际癌症研究机构将其列为一类致癌物质。

中药材中黄曲霉毒素的危害

由于中药材生产、加工、贮藏、运输的过程工序多，耗时长，加之部分药材含油脂多、含蛋白质高、含糖量大等特性，使得中药材很容易发生霉变而被曲霉毒素污染。

黄曲霉毒素危害的中药，主要涉及种子、果实、粮谷类中药材、发酵类中药材、动物类中药材、油脂成分多的中药材以及含上述种类药材的中成药。

《中华人民共和国药典》2020 年版规定了根及根茎类中药材远志、果实种子类的大枣、肉豆蔻、决明子、麦芽、陈皮、胖大海、莲子、桃仁等共计 24 味药材的黄曲霉毒素的限量，其限度为黄曲霉毒素 B1 不得过 5 μg/kg，黄曲霉毒素 B1、B2、G1、G2 的总量不得过 10 μg/kg，较 2015 年版的《中华人民共和国药典》明显增加。

而中药材被黄曲霉毒素污染的原因比较多，总体来说分为内源性和外源性因素两大类。内源性因素主要是指中药材本身是否能够提供霉菌生长的养分；而外源性因素则是指外部环境是否能够促进霉菌生长。

黄曲霉菌生长需要足够的营养，因此中药材的组成是影响饮片中黄曲霉菌生长的关键性因素。富含油脂、蛋白质、糖类等物质的中药材容易被黄曲霉毒素污染。而这些成分成为产毒黄曲霉菌的生长和黄曲霉毒素的产生提供了丰富的沃土。

比如使君子、桃仁、柏子仁等中药富有油性或富油性；而莲子、麦芽、薏苡仁富含淀粉；动物类药材中僵蚕、地龙等含有较高的蛋白质。这些含有大量油脂、淀粉与蛋白质的

176

中药营养成分为霉菌的生长提供了养分，使得产毒黄曲霉菌大量繁殖。

值得一提的是，虽然根茎类中药以纤维素和鞣质为主，但由于其余部位的成分依旧能被曲霉菌所利用，仍然会被黄曲霉及其毒素侵染。

中药材种类繁多，种植地区广泛，多数药材在生产加工、贮藏、运输的过程中，由于条件和技术简陋，很容易发生霉变而被黄曲霉毒素污染。

黄曲霉毒素如何检测

目前，对黄曲霉毒素的检测方法分为两大类，一类是以色谱技术为基础的物理化学分析方法，包括薄层色谱（TLC）法、高效液相色谱（HPLC）法、气相色谱（GC）法等；另一类是可快速检测的免疫化学方法，包括 FL 法、ELISA 法、胶体金免疫层析（GICT）法。

药品中黄曲霉素的防控

　　黄曲霉素作为植物病原菌可以在采前、采中和采后侵染多种植物，而其产生的强致癌性化合物黄曲霉毒素一旦污染了中药材，就会给人类的生命和财产造成威胁。

　　但是，经过科学家的研究，其实黄曲霉毒素也是可以控制的。

　　黄曲霉毒素的污染源头在于产毒霉菌，拟制产毒霉菌生长是控制黄曲霉毒素污染的关键。目前，传统的除菌措施难以根本上消除黄曲霉毒素的污染。霉菌孢子干热致死的温度高达 120 ℃，同时黄曲霉毒素化学性质稳定，不易降解，简单的加热完全不能降低黄曲霉毒素的含量。

　　因此，只要中药材污染黄曲霉毒素后，一般很难消除。因此，无论从中药生产的源头还是到消费者手中，预防霉菌污染并抑制霉菌生长是解决问题的根本措施。

178

1. 种植过程中产毒真菌的预防技术

中药原药材、农作物污染的霉菌很大一部分源于其外部生长环境，比如道地产区为南方的中药饮片更易污染产毒黄曲霉菌，因此加强田间管理，降低药用植物中污染霉菌的概率。

此外，近几年，一些新型生物技术开始应用于中药材的霉菌防治中。生物防治法是用微生物或其代谢产物去除黄曲霉毒素。由于该方法具有无污染、不影响处理对象的营养价值，以及可以避免其他毒素的产生的优点，近年来成为黄曲霉毒素脱毒的热点。

2. 贮藏过程中的防霉技术

我国南方地区的气温、湿度更适合黄曲霉菌的生长和产毒，特别是梅雨季节，以往对谷物和饲料污染情况的调查也证实热带地区污染更为严重。

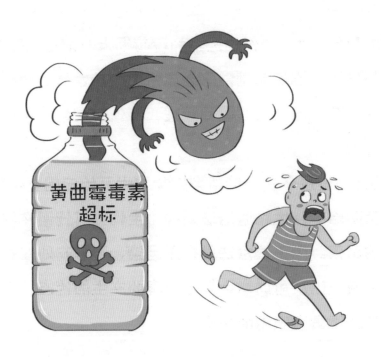

通过控制环境温湿度和水分活度，改善储藏条件，同时控制药材及原料药的水分含量，是目前采用的最常见和实用的抑制霉菌方法。

180

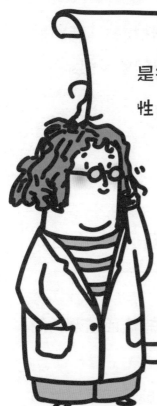

虽然霉菌孢子分布较广，但是并不是每一种霉菌或它的代谢产物都有毒性，虽然黄曲霉也可能出现在我们生活中；但是有黄曲霉并不代表肯定有黄曲霉毒素存在，黄曲霉产毒也要"天时地利人和"，温度、湿度、水分、营养等一个不能少。

因此，大家也不用谈"霉"（黄曲霉毒素）色变。

目前，我们国家的药品检验机构早已经具备了检测这些药品中常见的遗传毒性杂质的能力，就像是拿到了托塔天王的照妖镜，是可以做到让这些威胁人民群众安全的"害人精"无所遁形的。

通过前面的介绍，我们认识了遗传毒性物质，特别是对药品中可能存在的遗传毒性杂质可谓是印象深刻。

那么我们要如何评估这些遗传毒性物质的风险？

又如何把它们找出来呢？

1. 药品中遗传毒性的风险与风险评估

风险指的是危害发生的可能性和严重程度的结合，简单理解就是发生危害的概率。

风险普遍存在，几乎任何事、物都可能伴随着风险的存在。我们使用药品时也存在风险。首先药品存在着安全风险，这主要是由于药品具有两重性：一方面药品可以防治疾病；另一方面也可能引起不良反应。

如服用一些感冒药时会引起嗜睡、使用氨基糖苷类抗生素可能造成听力损害，再比如我们前面介绍的服用"反应停"导致"海豹儿"等。

182

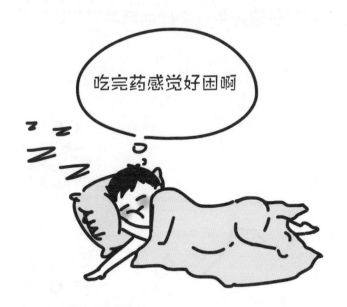

　　不难看出：任何药品的安全性都是相对的，药品本身就具有不可避免的安全风险。

　　风险评估，是指确定风险发生的概率及危害大小的过程。

　　对于遗传毒性杂质来说，风险评估是评估遗传毒性杂质与我们人体接触，并引发患癌与死亡风险到底有多大，可以接受的剂量范围到底有多高。一般情况下，暴露于一种遗传毒性杂质引起的死亡风险，若小于十万分之一或百万分之一，则被认为是这种风险是可以接受的。人们以此来类比论证暴露于遗传毒性杂质的风险可忽略不计。

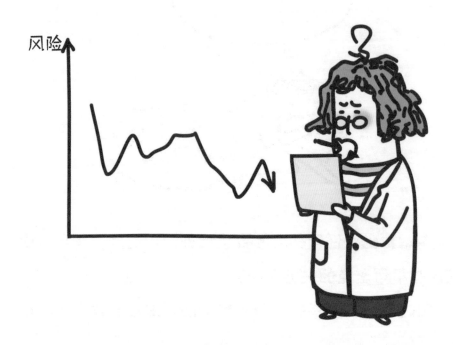

　　那么，对于不同的遗传毒性物质，对于机体危害性发生的可能性和严重程度究竟如何？这就是遗传毒性物质风险评估需要解决的问题。

　　遗传毒性杂质的风险评估是一个复杂的领域，涉及有机化学（产生和清除机理）、生物化学（致突变致癌机理）、毒理学（体内体外遗传毒性试验、致突变和致癌性数据评

184

估等）、计算机分子模拟（软件预测）等学科以及各学科之间的交叉融合。各国药品监管机构对于遗传毒性杂质控制指导原则中均推荐采用数据库和（或）文献检索、计算机软件预测、体内外遗传毒性试验等方法对可疑的化合物进行遗传毒性危害评估。

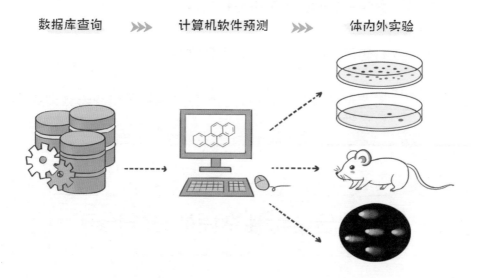

数据库查询　　⟫⟫　　计算机软件预测　　⟫⟫　　体内外实验

通过一系列的风险评估手段，我们就能够掌握各种遗传毒性杂质的相关毒理学数据，或有或无、或大或小，并据此结合其化学结构将遗传毒性杂质分类，根据遗传毒性杂质的危害程度，制定不同限度，就能够有效控制药品的遗传毒性杂质风险。

遗传毒性物质分类表

分类	定义
1	已知致突变致癌物
2	致癌性未知的已知致突变物
3	有警示结构，无致突变性数据
4	有警示结构，经测试为无致突变性
5	无警示结构，或有充分的数据证明警示结构无致突变性或致癌性

2. 遗传毒性杂质的分析检测

　　甄别完了、评估好了，接下来就是建立分析方法把这些毒性分子给"揪"出来。我们知道，不同药物自身的理化性质如溶解性、稳定性、挥发性等都各不相同，而这些因素也都会影响到药物中含量极微的遗传毒性杂质能否被准确检测出来。因此，如何能够避免药物中其他成分的干扰，

186

提高检测方法的灵敏度与准确度，就是药物中遗传毒性杂质检测的重点和难点。

当然，大家不用担心，因为我们有"火眼金睛"的药品检验员。药品检验人员对于遗传毒性杂质可谓是了如指掌，早已经具备了应用现代化分析技术准确检测出各种性质的药品中的遗传毒性杂质的能力。

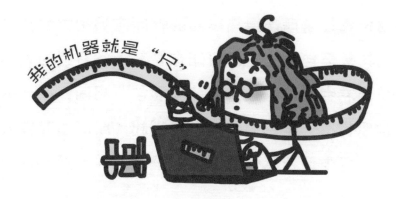

我的机器就是"尺"

通过遗传毒性杂质的风险评估以及分析检测等手段，药品监管部门建立了一整套完备的堵塞药品中遗传毒性杂质风险的有效措施，以保证人民群众的用药安全。

　　通过本书的介绍，广大读者们应该已经理解了"什么是药品中遗传毒性杂质"这个问题。

　　在某些药品中遗传毒性杂质的风险是确实存在的，尤其对于一些需要长期服用的药物，比如二甲双胍、沙坦类降压药等。但是否因为遗传毒性杂质风险的存在，就应该停止服药和治疗呢？我想各位读者应该已经有答案了。

　　需要再跟大家强调的是：首先，我们要知道大多数药品中的遗传毒性杂质都是与药品的性质密切相关的，与原料药、辅料甚至包装容器都可能存在着千丝万缕的联系。不同的药品产生遗传毒性杂质的原因各不相同，每一种遗传毒性杂质也不一定只由一种因素引起，所以想要在短时间内掌握药品中遗传毒性杂质的风险来源并不是一件容易的事情。

　　其次，对于遗传毒性杂质，目前世界各国的药品监管体系主要包含以下三个层次：风险识别 —— 风险控制 —— 科学监管，即通过建立有效的分析方法与评估手段，识别与评价潜在的遗传毒性杂质风险；制定最严谨的控制限度，进行有效控制；最后通过制定合理的药品监管政策实现科学监管。在这样一套监管体系的支持下，各国药品监管机构普遍认可"避免、避免、再避免；减少、减少、再减少"的控制原则。这其中实际上包含着两层含义：一方面，对于那些来源明确的遗传毒性杂质，并且这些遗传毒性杂质的产生因素又是可以通过工艺改进等方式规避的，就要尽可能避免这类遗传毒性杂质的产生；另一方面，对于那些临床上无法替代的药品，如果其中的遗传毒性杂质来源不明确，或者即便知道它们的来源，但受到药品本身的性质或者生产工艺的限制，无法规避这些导致产生遗传毒性杂质的因素，那就只能通过各种改进措施，尽可能降低这些遗传毒性杂质的含量，使其减少到可接受的含量水平以下。

　　正如我们前文中所介绍的，可接受的含量水平是在最保守评估的原则下，获得的遗传毒性杂质的安全阈值，遗传毒性杂质一旦低于这一安全阈值，其发生风险的概率就远低于随意停药、耽误治疗对身体造成危害的概率。

　　所以，如果您听闻家里药箱中的常用药品可能含有遗传毒性杂质，请不要随意停药或者自行替换成其他药品。此时，谨遵医嘱是您的最佳选择。

　　广大读者朋友们，药品中的遗传毒性杂质是一种在微量水平下就可能对人体产生危害的物质，本文所介绍的亚硝胺、黄曲霉毒素等遗传毒性杂质都被世界卫生组织下属的国际癌症研究机构列为 1 类或 2 类致癌物。

　　随着对其毒理学研究的深入，我们对于药品中遗传毒性杂质的认识水平不断加强，并采取了一系列的药品监管措施，防范由此引发的药品安全风险。作为药品监管领域的一个新概念，它也吸引了关注药品安全的有心人士和广大新闻媒体朋友们的注意。为了避免人民群众产生不必要的恐慌，让公众认识到药品质量与安全的重要性，同时也为了药品监管机构更为有效的保障药品安全，我们开始筹备这部讲述"药品中遗传毒性杂质"的科普作品。

作为药品监管科学领域的一部原创性科普作品，本书的专业性较强，所以在创作之初，就在思考和尝试如何能够让读者在轻松、愉悦的氛围中，能够深刻地理解"遗传""有丝分裂""遗传毒物"等深奥的科学名词，最终我们确定了以"漫画＋科普语言"的形式呈现给大家。

最后，希望广大读者在读完这部作品后，也能够在亲身受益的同时，帮助我们传播给身边的朋友、同事及家人，让更多的人了解"药品中遗传毒性杂质"，了解"药品监管科学"，了解"安全用药知识"，这也是我们编写这部科普作品的初衷。